Eva Marbach

Erfolgreich abnehmen in den Wechseljahren

Leichter durch pfundige Zeiten

Eva Marbach Verlag

Bibliografische Information der Deutschen Nationalbibliothek

Die Deutsche Nationalbibliothek verzeichnet diese Publikation in der Deutschen Nationalbibliografie; detaillierte bibliografische Daten sind im Internet über http://dnb.d-nb.de abrufbar.

Originalausgabe

Eva Marbach Verlag, Breisach

Copyright © 2010: Eva Marbach Verlag, Breisach

http://eva-marbach.com

Umschlaggestaltung: Eva Marbach

Herstellung: Books on Demand GmbH, Norderstedt

Printed in Germany

ISBN-10: 3-938764-21-X
ISBN-13: 978-3-938764-21-3

Eva Marbach

Erfolgreich abnehmen in den Wechseljahren

Leichter durch pfundige Zeiten

EMV

In den Wechseljahren wird Abnehmen für die meisten Frauen so schwierig wie nie zuvor. Selbst Frauen, die ihr Leben lang problemlos schlank waren, kämpfen jetzt mit überflüssigen Kilos. Alte Abnehmtricks, auf die man sich jahrzehntelang verlassen konnte, funktionieren auf einmal nicht mehr. Wenn sie jedoch wissen, warum das Abnehmen in den Wechseljahren so schwierig ist, können sie die neu aufgetretenen Hindernisse aus dem Weg räumen und ihr Wohlfühlgewicht erreichen.

Dieses Buch erklärt die Ursachen für das hartnäckige Übergewicht in den Wechseljahren und wie man sie beheben kann. Spezielle Ernährungs- und Bewegungstipps für die Zeit der Wechseljahre runden den Inhalt ab.

Über die Autorin:

Eva Marbach, Jahrgang 1962, ist seit 1989 Heilpraktikerin. Im vorliegenden Buch verbindet sie ihre Freude über die Naturheilkunde mit ihrem Wissen über die Vorgänge im Körper einer Frau während der Wechseljahre. Im Internet schreibt und betreut Eva Marbach zahlreiche Webseiten zu Gesundheitsthemen, darunter mehrere Seiten über Wechseljahre und Abnehmen.

Inhaltsverzeichnis

Erfolgreich abnehmen in den Wechseljahren

Als wäre es jenseits der Vierzig nicht schon schwer genug, sich von der Jugend zu verabschieden, die Falten und grauen Haare wachsen zu sehen und sich damit abzufinden, dass die Wechseljahre unausweichlich näherkommen, nehmen viele Frauen in dieser Zeit deutlich zu, ohne ihre Lebensgewohnheiten verändert zu haben.

Die Fettpolster wachsen scheinbar unaufhaltsam und die bisher zuverlässigen Methoden, um abzunehmen, funktionieren plötzlich nicht mehr.

Warum nehmen Frauen während der Wechseljahre so häufig zu und warum fällt das Abnehmen so viel schwerer als in jüngeren Jahren?

Diesen Fragen und Antworten darauf ist das vorliegende Buch gewidmet.

Damit es mit dem Abnehmen und Schlank bleiben auch in den Wechseljahren klappt, werden Lösungsmöglichkeiten vorgeschlagen.

Ursachen für die Wechseljahre-Fettpolster

Das häufige Übergewicht bei Frauen in den Wechseljahren ist kein Zufall, sondern die Folge von mehreren körperlichen Aspekten, die nur teilweise etwas mit den hormonellen Veränderungen zu tun haben.

Die Hormone spielen natürlich eine wichtige Rolle bei den Gewichtsveränderungen in den Wechseljahren.

Da ist zum einen der häufige Überhang der Östrogene im Vergleich zum Progesteron, das die Einlagerung von Fett und Wasser im Körper fördert.

Viele Frauen haben auch einen relativen Testosteron-Überschuss im Vergleich zu den weiblichen Hormonen, sodass es zu einem dicken Bauch kommen kann, der sonst eher für Männer typisch ist.

Auch der wegfallende Eisprung spielt erstaunlicherweise eine erhebliche Rolle bei der Gewichtszunahme in den Wechseljahren. Die Produktion eines befruchtungsfähigen Eis verbraucht nämlich täglich etwa 300 kcal. Wenn in den Wechseljahren immer häufiger der Eisprung ausfällt, entfällt auch der Verbrauch dieser 300 kcal am Tag. Bei gleichbleibender Ernährung und Lebensweise nimmt man also unweigerlich zu.

Auch die natürlicherweise schwindende Muskelmasse senkt den Grundumsatz, sodass man ohne Veränderungen schon zunimmt.

Häufig kommt auch noch eine Schilddrüsen-Unterfunktion, regelmäßiger Stress und ein durch zahlreiche Diäten herabgesetzter Stoffwechsel hinzu.

Um auch in den Wechseljahren das Gewicht halten oder gar abzunehmen zu können, hilft es, die Körpervorgänge in den Wechseljahren besser zu verstehen.

Auf der Basis dieses Wissens kann man dann neue, erfolgreiche Abnehm-Strategien einsetzen.

Hormone

Die Geschlechtshormone sind in den Wechseljahren großen Veränderungen unterworfen.

Die weiblichen Geschlechtshormone Östrogene und Progesteron sinken innerhalb von zehn bis fünfzehn Jahren erheblich ab. Diese Verringerung der weiblichen Hormone geschieht jedoch nicht gleichmäßig, sondern sprunghaft mit zahlreichen Auf und Ab-Bewegungen.

Manchmal schwanken die Hormonspiegel innerhalb von Stunden oder gar Minuten. Durch diese starken Schwankungen der Hormone kommt es zu zahlreichen Beschwerden. Unter anderem kommt auch der Stoffwechsel durcheinander. Deswegen kommt es oft zu Gewichtszunahme.

Die verschiedenen Geschlechtshormone haben unterschiedliche Wirkungen auf den Körper. Sie werden auch zu verschiedenen Zeiten weniger.

Dadurch verlaufen die Wechseljahre in mehreren Phasen, die sich voneinander unterscheiden. In den verschiedenen Phasen gelten teilweise auch unterschiedliche Empfehlungen zum Abnehmen.

Die Wechseljahre verlaufen jedoch von Frau zu Frau sehr unterschiedlich, sodass die nachfolgenden Beschreibungen der einzelnen Phasen nur den typischen Verlauf wiedergeben können. Im Einzelfall kann es sich jedoch auch ganz anders abspielen.

Prämenopause

Die Prämenopause ist die meist langjährige Phase vor der letzten Periodenblutung.

Sie beginnt bei den meisten Frauen Anfang vierzig unauffällig und schleichend. Bei manchen Frauen fängt die Prämenopause auch schon ab 35 an.

In dieser Phase kommt es immer seltener zu einem Eisprung.

Dadurch sinkt der Progesteronspiegel und häufig sind die Periodenzyklen verkürzt. Drei Wochen Abstand zwischen den Periodenblutungen sind in dieser Phase keine Seltenheit. Vereinzelt kann es auch zu noch kürzeren Abständen kommen, aber auch gelegentlich zu langen Abständen, sodass manche Frau eine Schwangerschaft vermutet.

Ansonsten sind Reizbarkeit, Stimmungsschwankungen und Kopfschmerzen für die Prämenopause besonders typisch. Bei manchen Frauen kommt es auch schon zu den gefürchteten Hitzewallungen.

Viele Frauen nehmen in der Prämenopause ganz langsam und allmählich etwas zu. Die geschieht auch, wenn sie gleich viel essen und sich gleich viel bewegen wie zuvor.

Diese scheinbar unerklärliche Gewichtszunahme kann mehrere Ursachen haben, die meistens in Kombination auftreten:

- Fehlende Eisprünge
- Progesteronmangel
- Östrogendominanz
- Altersbedingter Muskelschwund

Eventuell:

- Testosteron-Dominanz
- Hormonbehandlung oder Pille
- Schilddrüsen-Unterfunktion
- Stress
- Diät-Folgen

Perimenopause

Die Perimenopause sind die zwei Jahre vor und die zwei Jahre nach der letzten Blutung.

Diese Phase sind die Wechseljahre im engeren Sinne.

Außer dem Progesteron wird jetzt auch das Östrogen immer weniger.

Die Abstände zwischen den Periodenblutungen werden bei vielen Frauen dadurch deutlich länger. Es kann Abstände von mehreren Monaten geben. Zwischendrin kann es aber auch immer wieder Phasen mit kurzen Abständen zwischen den Blutungen geben. Bei den meisten Frauen werden die Blutungen in der Perimenopause auch deutlich schwächer und kürzer.

Da die Perimenopause so definiert ist, dass in ihrer Mitte die letzte Blutung stattfindet, bleibt die zweite Hälfte dieser Phase ohne Blutungen. Aufgrund dieser Definition weiß man aber erst im Nachhinein, wann die Perimenopause begonnen hat.

Viele Frauen spüren die Perimenopause aber auch daran, dass die Beschwerden sich verändern. Meistens werden die Beschwerden deutlich stärker als in der Prämenopause.

Die Hitzewallungen werden meistens häufiger und stärker. Außerdem kommen bei vielen Frauen Schlafstörungen, Nachtschweiß, Müdigkeit und Depressionen hinzu.

Das Gewicht steigt bei vielen Frauen weiterhin an, sofern sie nicht aktiv dagegen angehen.

Die Ursachen für die Gewichtszunahme bleiben zwar weitgehend gleich wie in der Prämenopause, aber der Schwerpunkt verschiebt sich teilweise ein wenig.

Die fehlenden Eisprünge werden häufiger und der altersbedingte Muskelschwund nimmt naturgemäß zu. Dafür wird die Östrogendominanz meistens schwächer, weil auch der Östrogenspiegel sinkt.

Durch den doppelt gesunkenen Spiegel der weiblichen Geschlechtshormone Progesteron und Östrogene wird die Testosteron-Dominanz noch stärker als zuvor. Die Gefahr für einen dicken Bauch steigt dadurch an.

Menopause

Die Bezeichnung "Menopause" steht für die letzte Menstruationsblutung im Leben einer Frau.

Dass eine Blutung die letzte des Lebens ist, weiß man aber erst ein Jahr später.

Denn erst nach einem Jahr kann man sicher sein, dass nicht noch eine Blutung hinterher kommt.

In Bezug auf das Gewicht hat die Menopause keine besondere Bedeutung.

Sie stellt aber im Leben einer Frau einen deutlichen Einschnitt dar.

Postmenopause

Die Postmenopause ist als die zehn Jahre nach der Menopause definiert.

Da man erst im Nachhinein sicher weiß, wann die letzte Blutung stattgefunden hat, kann man auch den Beginn der Postmenopause erst nachträglich wissen.

In der Postmenopause sinkt der Östrogenspiegel allmählich immer weiter ab, bis er, wie der Progesteronspiegel auf einem Minimum verbleibt.

Kleine Mengen Östrogene und Progesteron werden noch dauerhaft von den Eierstöcken, der Nebenniere und den Fettzellen produziert.

Die Wechseljahrsbeschwerden sind zu Beginn der Postmenopause meistens noch recht ausgeprägt. Nach und nach gewöhnt sich der Körper jedoch an die niedrigen Hormonspiegel und die meisten Beschwerden lassen nach.

Für viele Frauen kommt jedoch ein neues Problem hinzu: die Osteoporose-Gefahr. Osteoporose ist der Fachbegriff für Knochenschwund. Diese Erkrankung geht mit der Neigung zu Knochenbrüchen einher.

Vor allem sehr schlanke Frauen und Frauen, die sich wenig bewegen, sind oft von Osteoporose betroffen.

Bei den sehr schlanken Frauen liegt die erhöhte Osteoporose-Gefahr daran, dass Fettzellen eine gewisse Menge weibliche Hormone produzieren. Kleine Fettpolster sind in dieser Lebensphase also durchaus von Vorteil.

Bei Frauen mit wenig Bewegung liegt die erhöhte Osteoporose-Gefahr daran, dass die Knochen bei regelmäßiger Belastung stabiler werden, als wenn man sich kaum bewegt.

Zur Osteoporose-Vorbeugung dient außerdem die regelmäßige Zufuhr von Calcium und Vitamin D. Dazu kann man entweder viel Milchprodukte und Seefisch essen oder man nimmt entsprechende Nahrungsergänzungsmittel.

Bei den Ursachen für wechseljahrsbedingtes Übergewicht gewinnt der natürliche Muskelschwund weiter an Bedeutung.

Ansonsten ähneln die Übergewichts-Verursacher denen in den anderen Phasen der Wechseljahre.

Östrogene

Die Östrogene sind die bekanntesten weiblichen Hormone. Bei den Östrogenen handelt es sich um eine ganze Gruppe von Hormonen. Das bedeutendste Östrogen nennt sich Östradiol. Andere Östrogenarten heißen beispielsweise Östron oder Östriol.

Die Östrogene bewirken, dass eine Frau weiblich aussieht und fruchtbar ist.

Breite Hüften, runde Brüste und die typische Sanduhr-Figur werden durch Östrogene bewirkt. Außerdem sorgen Östrogene für volles, glänzendes Haar und eine weiche, geschmeidige Haut.

Im Menstruationszyklus lässt Östrogen das Ei heranreifen.

Östrogene sind also sehr wichtige Hormone für eine Frau.

Wenn die Östrogene in der zweiten Hälfte der Wechseljahre allmählich weniger werden, kommt es bei vielen Frauen zu ausgeprägten Beschwerden.

Hier nur einige der wichtigsten Beschwerden durch einen niedrigen Östrogenspiegel:

- Hitzewallungen
- Schlafstörungen
- Depressionen

Östrogene haben jedoch nicht nur erfreuliche Seiten, sondern auch einige Nachteile. Diese Nachteile machen sich vor allem bemerkbar, wenn zu viel Östrogen vorhanden ist. Dabei ist es unerheblich, ob der Östrogen-Spiegel in absoluten Werten zu hoch ist, oder ob das Östrogen nur im Verhältnis zum Progesteron erhöht ist (siehe Östrogen-Dominanz ab Seite 24).

Neben zahlreichen Beschwerden durch einen erhöhten Östrogenspiegel kommt es unter anderem zu Wassereinlagerungen (Ödeme) und zu einer vermehrten Fettspeicherung.

So können die Östrogene in den Wechseljahren zur Entstehung von Übergewicht beitragen.

Normale Östradiol-Laborwerte

Die Blutwerte von Östradiol hängen davon ab, in welcher Zyklus-Phase man sich gerade befindet.

In der zweiten Hälfte der Wechseljahre lässt der Östradiolspiegel naturgemäß nach. Das führt aber häufig zu zahlreichen Beschwerden.

- Follikelphase (vor dem Eisprung)   12,5 - 166 ng/l
- Ovulationsphase (beim Eisprung)   85,8 - 498 ng/l
- Lutealphase (nach dem Eisprung)   43,8 - 211 ng/l
- Nach den Wechseljahren   < 5 - 55 ng/l

Östrogen-Behandlung

Wenn die Östrogene in der zweiten Hälfte der Wechseljahre zu niedrig werden, kann es sinnvoll sein, Östrogene zu ersetzen, um die gesundheitlichen Beschwerden zu lindern.

Wie alle Hormone sind auch Östrogene in Deutschland und den meisten Ländern Europas verschreibungspflichtig.

Bei der Östrogen-Ersatz-Behandlung ist es von erheblicher Bedeutung, welche Art von Östrogenen man anwendet.

Synthetische Östrogene als Tablette

Üblicherweise werden synthetisch hergestellte Östrogene als Tablette verordnet. Weil diese Tabletten durch den Verdauungskanal und die Leber wandern müssen, bevor sie im Blutkreislauf zur Verfügung stehen, muss die eingenommene Dosis sehr hoch sein.

In der Leber wird das eingenommene Östrogen (z.B. Östradiol-Derivate) in großer Menge zu Östron umgebaut. Nur ein kleiner Teil Östradiol bleibt erhalten. Das Ergebnis ist ein leicht erhöhter Östradiol-Spiegel und ein enorm erhöhter Östron-Spiegel, der bei normalen Blutuntersuchungen nicht berücksichtigt wird. Dadurch entsteht eine deutliche Überversorgung mit Östrogenen. Außerdem wird die Leber durch die Umbauprozesse belastet.

In der Folge kann es zu den Beschwerden einer Östrogen-Dominanz und zahlreichen Nebenwirkungen kommen. Auch die Gefahr von Brustkrebs und Gebärmutter-Schleimhaut-Krebs ist deutlich erhöht.

Bei vielen Frauen kann auch Übergewicht eine Folge einer Tabletten-Behandlung mit künstlichen Östrogenen sein.

Körperidentische Östrogene als Creme

All die oben genannten Probleme entfallen, wenn man statt der Tabletten eine Creme anwendet, die niedrig dosiertes körperidentisches Östrogen enthält.

Zwei Faktoren machen eine Östrogen-Creme zur sinnvollen Alternative.

Zum Einen werden körperidentische Östrogene verwendet, beispielsweise das häufige Östradiol oder das sanfte Östriol.

Diese Östrogene werden aus hormonähnlichen Substanzen der Yams-Wurzel oder aus Soja-Bohnen hergestellt.

Weil die eingesetzten Hormone chemisch ganz genau den Östrogenen im weiblichen Körper entsprechen, haben sie bei niedriger Dosierung keine Nebenwirkungen.

Die niedrige Dosierung wird durch die Anwendung als Creme oder Pflaster ermöglicht.

Wenn man die Östrogene äußerlich über die Haut anwendet, gelangen die Hormone direkt in den Blutkreislauf. Die Wanderung durch die Verdauung und der Umbau in der Leber entfallen also. Man kommt daher mit sehr geringen Östrogen-Mengen aus.

Die Anwendung von körperidentischen Östrogenen als Creme ist eine sanfte Möglichkeit, die Probleme durch einen sinkenden Östrogenspiegel zu verhindern.

Wenn man nur so viel Östrogen-Creme anwendet, wie man braucht, um beschwerdefrei zu werden, hat man normalerweise keine Nebenwirkungen.

Dass eine Östrogen-Creme die bessere Alternative zu Hormontabletten ist, hat sich leider noch nicht bei allen Frauenärzten herumgesprochen.

Daher muss man mitunter einige Überzeugungsarbeit leisten, bevor der eigene Frauenarzt bereit ist, solch eine Creme zu verordnen.

Erschwerend kommt hinzu, dass es solche Cremes nicht als Fertigpräparate gibt. Stattdessen müssen von in der Apotheke entsprechend der verschriebenen Rezeptur angerührt werden.

Eine gängige Rezeptur für eine Östriol-Creme wäre beispielsweise:

Östriol (mikronisiert) 0,1 g

O/W-Grundlage ad 100 g

Nicht alle Apotheken sind bereit eine Creme selbst anzurühren. Falls man Probleme damit hat, eine geeignete Apotheke zu finden, kann man sich an die Münchner Klösterl-Apotheke wenden (www.kloesterl-apotheke.de).

Die Creme trägt man ein bis zwei Mal täglich im Wechsel auf weiche, dünne Hautstellen auf, z.B. Unterarme, Bauch, Brüste, Dekolleté, innere Oberschenkel, Leistengegend.

Da ein niedriger Östrogenspiegel fast immer mit einem noch niedrigeren Progesteron-Spiegel verbunden ist, sollte eine Östrogen-Creme im Normalfall zusammen mit einer Progesteron-Creme verwendet werden. Sonst besteht die Gefahr einer Östrogen-Dominanz mit unangenehmen und teilweise gefährlichen Folgen.

Körperidentische Östrogene als Pflaster oder Gel

Zur äußerlichen Anwendung kann man Östrogene auch als Pflaster oder Gel anwenden.

Durch die äußerliche Anwendung und die Verwendung von körpereigenen Östrogenen sind Pflaster und Gel auch sehr verträglich. Man kommt mit geringen Dosen aus, um die erwünschte Wirkung zu erzielen.

Der Vorteil dieser beiden Anwendungsformen gegenüber der Creme ist, dass man sie als Fertigprodukt in der Apotheke bekommt und nicht extra anrühren lassen muss.

Die Nachteile eines Pflasters sind einerseits, dass es auf empfindlicher Haut reizend wirken kann. Andererseits können sie beim Sport, Schwimmen oder in der Sauna stören oder sich ablösen.

Die Nachteile beim Gel sind, dass die darin enthaltenen Östrogene manchmal nicht optimal vom Körper aufgenommen werden.

In diesem Fall kann man auf die Creme umsteigen.

Progesteron - Gelbkörperhormon

Progesteron ist das unbekanntere der beiden wichtigsten weiblichen Geschlechtshormone, dabei ist es ebenso wichtig wie die Östrogene. Es ist das einzige körpereigene Hormon seiner Klasse.

Das Progesteron wird vor allem im Eierstock vom Gelbkörper gebildet, sobald das reife Ei gesprungen ist. Daher ist der Progesteronspiegel normalerweise in der zweiten Zyklushälfte besonders hoch.

Meistens wird das Progesteron nur in seiner Rolle bei Schwangerschaften wahrgenommen.

Es spielt jedoch auch im Alltag eine nicht zu unterschätzende Rolle. Wenn es fehlt, kommt es zudem zu zahlreichen Beschwerden.

Progesteron schützt vor Brustkrebs und Gebärmutterkrebs. Es verbessert die Stimmung und fördert die Aktivität. Es stärkt die Blutgefäße und das Immunsystem.

Auf das Körpergewicht hat das Progesteron ganz erhebliche Auswirkungen, denn es hilft beim Fettabbau und verhindert die Speicherung neuer Fettpolster. Auch überschüssiges Gewebswasser wird mithilfe von Progesteron ausgeschieden.

Dadurch fördert Progesteron das Abnehmen und verhindert eine Gewichtszunahme.

Hinzu kommen noch weitere positive Wirkungen, die mit dem Gewicht im Zusammenhang stehen können. Progesteron reguliert den Blutzuckerspiegel und die Schilddrüsenhormone werden bei ihrer Arbeit unterstützt.

Progesteron ist also das reinste Schlankheitshormon.

Leider lässt die Progesteronproduktion schon zu Beginn der Wechseljahre deutlich nach, bei manchen Frauen sogar schon früher.

Dieses frühe Nachlassen der Progesteronproduktion hängt damit zusammen, dass nur noch hin und wieder ein Ei zur Reifung gelangt. Daher gibt es auch nur noch selten einen Gelbkörper, der Progesteron produziert.

Weil das Progesteron schon weniger wird, während die Östrogene noch ausreichend produziert werden, kommt es zu Beginn der Wechseljahre meistens zu einem Ungleichgewicht der beiden Hormonarten. Dieses Ungleichgewicht nennt man Östrogen-Dominanz (siehe ab Seite 24).

Normale Progesteron-Laborwerte

Die Blutwerte von Progesteron hängen davon ab, in welcher Zyklus-Phase man sich gerade befindet.

In den Wechseljahren lässt der Progesteronspiegel naturgemäß nach. Das führt aber häufig zu zahlreichen Beschwerden.

* Follikelphase (vor dem Eisprung)   0,2 - 1,5 µg/l
* Ovulationsphase (beim Eisprung)   0,8 - 3,0 µg/l
* Lutealphase (nach dem Eisprung)   1,7 - 27,0 µg/l
* Nach den Wechseljahren   < 0,8 µg/l

Progesteron-Behandlung - natürliches Progesteron

Progesteron zur Behandlung ist prinzipiell immer körperidentisches Progesteron. Alle anderen synthetischen Substanzen würden nämlich nicht Progesteron genannt sondern Gestagene.

Um hervorzuheben, dass es sich bei dem Progesteron um eine körperidentische Substanz handelt, wird es häufig "natürliches Progesteron" genannt.

Weil das Progesteron genau dem körpereigenen Progesteron entspricht, ist seine Anwendung normalerweise frei von Nebenwirkungen.

Das Progesteron als Medikament wird aus der mexikanischen Yams-Wurzel oder aus Soja-Bohnen hergestellt.

Man kann Progesteron wahlweise innerlich als Kapsel, als Gel oder als Creme anwenden. Damit es fein genug ist, um gut vom Körper aufgenommen zu werden, sollte es mikronisiert sein. Das ist bei den wenigen verfügbaren Fertigpräparaten der Fall.

Im Vergleich zu den synthetischen Gestagenen ist die Anwendung des körperidentischen Progesterons in Mitteleuropa noch relativ unüblich. Viele Ärzte verschreiben Progesteron-Präparate nur, wenn man ausdrücklich danach fragt. Manchmal muss man auch die Kosten dafür selbst tragen.

Körperidentisches Progesteron als Kapsel

In Deutschland gibt es zur Zeit nur ein einziges Präparat zur innerlichen Anwendung von Progesteron: Utrogest®.

Utrogest® ist ein Kapsel-Präparat, das in Öl gelöstes Progesteron enthält. Durch das Öl wird das Progesteron besonders gut vom Körper aufgenommen.

Weil Utrogest® innerlich angewendet wird, muss das Progesteron die Verdauungsorgane und die Leber passieren, bevor es für den Körper zur Verfügung steht. Dadurch ist die notwendige Progesteron-Dosierung bei Utrogest® höher als bei der äußerlichen Anwendung.

Aber anders als bei Östrogenen, muss das Progesteron in der Leber nicht aufwendig umgebaut werden. Ein gewisser Teil des Progesterons wird jedoch in der Leber abgebaut, weshalb die Dosis höher sein muss.

Im allgemeinen ist Progesteron auch bei innerlicher Anwendung gut verträglich.

Es eignet sich innerlich vor allem bei starkem Progesteronmangel oder bei einer ausgeprägten Östrogen-Dominanz, weil es etwas stärker wirkt als Progesteron in der äußerlichen Anwendung.

Ein deutlicher Vorteil von Utrogest® gegenüber einer Progesteron-Creme ist die Tatsache, das man es als Fertigpräparat erhält.

Körperidentisches Progesteron als Gel

Äußerlich kann man Progesteron als Gel oder als Creme einsetzen.

Progesteron-Gel hat in erster Linie den Vorteil, dass es in Deutschland als Fertigpräparat erhältlich ist. Dieses Fertigpräparat bekommt man unter dem Namen Progestogel®.

Der Nachteil des Progesteron-Gels ist, dass es nur in 1%iger Konzentration vorliegt. Dadurch ist es relativ niedrig dosiert.

Manche Frauen kommen aber mit dieser niedrigen Dosis schon aus, um ihre Beschwerden zu lindern.

Das Progesteron-Gel ist in erster Linie dafür vorgesehen, um Brust-Spannen (Mastopathie) zu lindern. Daher wird es im Normalfall auf die Brust aufgetragen.

Körperidentisches Progesteron als Creme

Eine Progesteron-Creme ist eine sehr angenehme Möglichkeit der äußerlichen Anwendung von Progesteron.

Solch eine Creme hilft nicht nur gegen Progesteron-Mangel, sondern hat auch eine sehr pflegende Wirkung auf die Haut. Die Haut wird weich, zart und wirkt verjüngt.

Progesteron als Creme hat zudem den Vorteil, dass man sie je nach Bedarf individuell dosieren kann.

Der Nachteil einer Progesteron-Creme ist der gleiche wie bei einer Östrogen-Creme: Die Creme muss in der Apotheke extra angerührt werden, weil es keine fertige Progesteron-Creme auf dem deutschen Markt gibt.

Eine gängige Rezeptur für eine 3%ige-Progesteron-Creme wäre beispielsweise:

> *Progesteron (mikronisiert) 3,0 g*
>
> *O/W-Grundlage ad 100 g*

Nicht alle Apotheken sind bereit eine Creme selbst anzurühren. Falls man Probleme damit hat, eine geeignete Apotheke zu finden, kann man sich an die Münchner Klösterl-Apotheke wenden (www.kloesterl-apotheke.de).

Die Progesteron-Creme wendet man ein oder zwei Mal täglich an.

Dazu reibt man ein etwa haselnussgroßes Stück Creme auf einer beliebigen, weichen Hautstelle ein.

Die Hautstelle sollte weich sein, damit die Creme gut einziehen und das Progesteron den Blutkreislauf erreichen kann.

Geeignete Hautbereiche sind beispielsweise: Innere Handgelenke, Ellenbeugen, Bauch, Brüste, Dekolleté, innere Oberschenkel, Leistengegend.

Zwischen diesen Hautbereichen wechselt man am besten ab, damit die Creme immer wieder auf eine frische Hautstelle trifft und optimal aufgenommen wird.

Dauer der Progesteron-Anwendung

Üblicherweise wird das Progesteron nicht jeden Tag angewendet, sondern jeden Monat nur eine gewisse Zeit lang. Das entspricht der Natur, denn auch im weiblichen Körper wird das Progesteron nur zeitweise in größeren Mengen produziert.

So lange man noch relativ häufige Periodenblutungen hat, kann man die Progesteron-Creme immer während der Blutung weglassen.

Wenn man nur noch selten oder gar keine Menstruationsblutungen mehr hat, kann es sinnvoll sein, das Progesteron immer zu einer bestimmten Zeit des Monats für eine Woche weg zu lassen.

Wer will, kann Progesteron lebenslang anwenden, solange Beschwerden durch Progesteronmangel bestehen.

Es ist jedoch sinnvoll, immer mal wieder mit der Anwendung zu pausieren, um festzustellen, ob man das Progesteron noch braucht.

Gestagene

Gestagene sind synthetische Hormone, die mit dem körpereigenen Hormon Progesteron eine einzige Eigenschaft gemeinsam haben: sie fördern den Aufbau und den Erhalt der Gebärmutterschleimhaut.

In den anderen Eigenschaften unterscheiden sich Gestagene mehr oder weniger stark vom Progesteron. Die meisten Gestagene ähneln in ihrer Wirkung eher den Östrogenen als dem Progesteron.

Der Vorteil der Gestagene gegenüber dem Progesteron ist die Möglichkeit, ihre chemische Zusammensetzung zu patentieren. Dies gilt zumindest aus der Sicht der Pharmahersteller.

In der Praxis haben Gestagene für die Frau eher eine Menge Nachteile gegenüber dem körperidentischen Progesteron. Da die synthetischen Gestagene sehr unterschiedlich sind, sind auch ihre Wirkungen sehr verschieden, sodass man keine pauschalen Aussagen über sie treffen kann, die auf alle Gestagene zutreffen.

Die meisten Gestagene werden in der Pille oder bei der Hormon-Ersatz-Therapie eingesetzt, um die potentiell krebsfördernden Wirkungen der synthetischen Östrogene zu verringern. Außerdem werden Gestagene als Minipille verwendet. Als Kurzzeitbehandlung kann man sie einsetzen, um Eierstockzysten zu behandeln.

Als Dauerbehandlung haben Gestagene häufig zahlreiche Nebenwirkungen. Unter anderem fördern manche Gestagene die Entstehung von Brustkrebs und Gebärmutterschleimhaut-Krebs, ähnlich wie die künstlichen Östrogene.

Eine sehr häufige Nebenwirkung der Gestagene ist, dass sie Übergewicht fördern.

Gestagene besetzen auch die Rezeptoren im Körper, die eigentlich für das Progesteron vorgesehen sind. Dadurch verhindern sie, dass das körpereigene Progesteron seine Wirkung entfalten kann.

Leider werden Gestagene von vielen Autoren und sogar Ärzten mit dem Progesteron nahezu gleichgesetzt.

So kann es passieren, dass Frauen mit einem Progesteronmangel ein Gestagenpräparat verschrieben bekommen. Das Ergebnis ist dann meistens, dass die Beschwerden stärker werden anstatt besser.

Vor allem auf das Gewicht haben die Gestagene eine ungünstige Wirkung, wenn sie anstelle von körperidentischem Progesteron verordnet werden.

Als Kurzzeitbehandlung gegen Eierstockzysten haben Gestagene jedoch durchaus ihre Berechtigung.

Testosteron

Testosteron ist als das Männer-Hormon bekannt. Es sorgt für die männlichen Eigenschaften eines Mannes wie Stärke und Durchsetzungskraft. Außerdem ist es auch für die Entwicklung der männlichen Geschlechtsorgane zuständig. Ein Mann mit einem hohen Testosteronspiegel ist meistens sexuell aktiver als andere Männer.

Doch auch Frauen haben geringe Mengen Testosteron in ihrem Körper.

Das Testosteron wird bei Frauen unter anderem in der Nebenniere gebildet. Wie viel Testosteron eine Frau hat, hängt einerseits vom Typ ab und auch vom Alter.

Es gibt Frauen, die haben ihr Leben lang einen höheren Testosteronspiegel als andere Frauen.

Solche Frauen wirken meistens etwas herb und haben oft eine ausgeprägte Durchsetzungskraft. Manche dieser Frauen wirken etwas männlich und haben oft schon als kleine Mädchen lieber mit Autos als mit Puppen gespielt.

Äußerlich kann man Frauen mit einen dauerhaft erhöhten Testosteronspiegel manchmal an schmalen Hüften erkennen. Manchmal haben diese Frauen auch kleinere oder größere Brüste als die meisten anderen Frauen. Oft ist ihre Orgasmusfähigkeit verstärkt gegenüber Frauen mit niedrigem Testosteronspiegel.

Frauen mit einem erhöhten Testosteronspiegel neigen mehr als andere Frauen zu einem dicken Bauch durch inneres Bauchfett. Auch in dieser Hinsicht ähneln sie ein wenig den Männern, die auch oft einen dicken Bauch bekommen, wenn sie zunehmen.

In den Wechseljahren steigt der Testosteronspiegel bei vielen Frauen etwas an. Vor allem im Vergleich zu den weiblichen Hormonen Östrogene und Progesteron ist der Testosteronspiegel dann erhöht.

Es kommt daher häufig zu einer Testosteron-Dominanz.

Normale Testosteron-Laborwerte

Die normalen Testosteron-Blutwerte von Männern und Frauen unterscheiden sich im Allgemeinen deutlich:

- Frauen   < 0,86 ng/l
- Männer   3,5 - 8,6 ng/l

FSH - Follikel stimulierendes Hormon

Das Hormon FSH dient dazu, die Follikel im Eierstock anzuregen. Es wird im Gehirn in der Hypophyse hergestellt, wo viele steuernde Hormone erzeugt werden.

In der Hypophyse wird der Östrogenspiegel gemessen. Wenn dieser zu niedrig scheint, wird das Follikel stimulierende Hormon ausgeschüttet.

Dadurch soll die Östrogenproduktion gesteigert und der Eisprung gefördert werden.

Vor den Wechseljahren gelingt diese regulierende Wechselwirkung meistens problemlos. Daher ist der FSH-Spiegel in diesen Jahren normalerweise niedrig.

In den Wechseljahren verringert sich jedoch die Antwort des Eierstocks auf vermehrtes FSH. Es wird nach und nach immer weniger Östrogen produziert. Die Reaktion darauf ist ein immer stärker erhöhter FSH-Spiegel.

An der Höhe des FSH-Spiegels kann man daher relativ gut erkennen, wie weit die Wechseljahre schon fortgeschritten sind.

Ein FSH-Wert, der 10 U/l erreicht, deutet darauf hin, dass man schon mitten in den Wechseljahren steckt, auch wenn dieser Wert noch als normal gilt.

Nach den Wechseljahren steigt der FSH-Wert auf über 20 U/l an. Er kann sogar über 100 U/l ansteigen.

Normale FSH-Laborwerte

Die Blutwerte von FSH hängen davon ab, in welcher Zyklus-Phase man sich gerade befindet.

In den Wechseljahren steigt der FSH-Spiegel an. Daran kann man recht gut erkennen, wie weit die Wechseljahre schon fortgeschritten sind.

- Follikelphase (vor dem Eisprung)   2,5 - 10 U/l
- Ovulationsphase (beim Eisprung)   3,0 - 33 U/l
- Lutealphase (nach dem Eisprung)   1,5 - 9 U/l
- Nach den Wechseljahren   20 - 135 U/l

Abnehmhindernisse in den Wechseljahren

Allein schon durch die hormonellen Veränderungen gibt es in den Wechseljahren einige Aspekte, die zu Übergewicht führen und das Abnehmen erschweren können.

Zu diesen Abnehmhindernissen kommen weitere hinzu, die den Gewichtszunahme-Effekt noch verstärken.

Für die meisten Frauen in den Wechseljahren gilt: wenn sie ihre Lebens- und Ernährungsweise beibehalten, werden sie unweigerlich zunehmen. Methoden, die bisher funktioniert haben, um abzunehmen und die Figur zu halten, funktionieren in den Wechseljahren schlechter oder gar nicht mehr.

Wenn man diese Abnehmhindernisse kennt, kann man sie überwinden und auch in den Wechseljahren abnehmen und die Figur halten.

Im Vergleich zu früheren Jahren braucht man in den Wechseljahren jedoch mehr Geduld und Hartnäckigkeit, um das Wunschgewicht zu erreichen.

Östrogen-Dominanz

Eine Östrogen-Dominanz ist eine häufige Ursache für Übergewicht zu Beginn der Wechseljahre.

Zu einer Östrogen-Dominanz kann es kommen, wenn der Progesteron-Spiegel zu Beginn der Wechseljahre deutlich absinkt. Der Östrogen-Spiegel ist in dieser Phase meistens noch normal oder nur leicht verringert.

Dadurch verändert sich das Verhältnis zwischen Östrogenen und Progesteron. Im Vergleich zum verringerten Progesteron ist das Östrogen zu viel - relativ betrachtet. Bei Hormonen kommt es nämlich nicht nur auf ihre absoluten Werte an, sondern auch auf ihre Werte im Verhältnis zu anderen Hormonen.

Durch das relative Zuviel des Östrogens im Vergleich zum Progesteron kommt es zu Beschwerden, als hätte man zu viel Östrogen im Körper.

Dieses Phänomen nennt man "Östrogen-Dominanz", weil das Östrogen im Verhältnis zum Progesteron stärker, also dominanter ist.

Das kann sogar dann der Fall sein, wenn man einen leichten Östrogen-Mangel hat. Auch wenn es paradox scheint, können dadurch gleichzeitig Beschwerden eines Östrogenmangels als auch einer Östrogen-Dominanz vorliegen.

Natürlich kommt es auch zu einer Östrogen-Dominanz, wenn man tatsächlich zu viel Östrogene im Körper hat.

Das ist beispielsweise bei Einnahme der Pille oder bei einer Hormon-Ersatz-Therapie meistens der Fall.

Auch durch Umwelteinflüsse wie Weichmacher im Plastik, hormongemästetes Fleisch und dergleichen, kann es zu einer Östrogen-Dominanz kommen.

Eine Östrogen-Dominanz tritt nicht nur in den Wechseljahren auf, sondern bei zahlreichen Frauen auch schon früher. Diese Frauen leiden dann häufig unter dem prämenstruellen Syndrom (PMS).

In den Wechseljahren erlebt aber fast jede Frau eine natürlich entstandene Östrogen-Dominanz, weil zuerst nur das Progesteron weniger wird.

Die Östrogen-Dominanz kann zahlreiche Beschwerden verursachen. Nicht jede Frau ist von allen potentiellen Beschwerden betroffen.

Hier die häufigsten Beschwerden durch Östrogen-Dominanz:

- Reizbarkeit
- Stimmungsschwankungen
- Kopfschmerzen, Migräne
- Brust-Schmerzen
- Gelenkschmerzen
- Trockene Haut
- Erhöhtes Krebsrisiko
- Schilddrüsenunterfunktion
- Wassereinlagerungen, vor allem im Bauch
- Gewichtszunahme

Eine Östrogen-Dominanz sorgt also in mehrfacher Hinsicht für Übergewicht.

Einerseits fördert sie direkt die Entstehung vermehrter Fettpolster.

Durch Wassereinlagerungen lässt sie den Körper noch zusätzlich anschwellen. Das Wasser lagert sich vor allem im Bauchraum und oft auch in den Füßen und Knöcheln ab. Manche Frauen bekommen auch geschwollene Hände und Augen.

Ferner behindert die Östrogen-Dominanz die Schilddrüse bei ihrer Arbeit. Bei manchen Frauen werden daher weniger Schilddrüsen-Hormone produziert. Bei noch viel mehr Frauen werden zwar genug Schilddrüsen-Hormone hergestellt, aber sie können nicht richtig wirken. Es kommt zu einer Schilddrüsen-Hormon-Resistenz, die das Gewicht noch weiter ansteigen lässt (Siehe 40).

Zu guter Letzt wirkt sich eine Östrogen-Dominanz ungünstig auf die Stimmungslage aus. Die betroffenen Frauen sind oft gereizt, zornig und wütend und leiden unter ausgeprägten Stimmungsschwankungen. Diese negativen Stimmungen wirken wie Stress, der seinerseits einen dicken Bauch verursacht.

Die Behandlung einer Östrogen-Dominanz ist also von großer Bedeutung, wenn man in den Wechseljahren erfolgreich abnehmen will.

Behandlung einer Östrogen-Dominanz

Zur Behandlung einer Östrogen-Dominanz gibt es mehrere Möglichkeiten, die man am besten in Kombination anwendet, um einen möglichst guten Effekt zu erzielen.

Progesteron-Creme gegen Östrogen-Dominanz

Die Anwendung einer Progesteron-Creme ist die intensivste Behandlungsmethode gegen Östrogen-Dominanz (siehe 18).

Allein mit einer solchen Creme kann man das Problem schon weitgehend in den Griff bekommen.

Phytohormone in der Nahrung gegen Progesteronmangel

Einige Nahrungsmittel enthalten Substanzen, die dem Progesteron sehr ähnlich sind. Diese Substanzen nennt man auch Phytohormone (siehe Seite 143).

Mit progesteronähnlichen Phytohormonen kann man einen Progesteronmangel ein wenig ausgleichen und eine Östrogen-Dominanz lindern.

Man kann diese Nahrungsmittel einfach auf den regelmäßigen Speiseplan setzen.

Folgende Nahrungsmittel enthalten besonders viel progesteronähnliche Phytohormone:

- Karotten
- Kopfsalat
- Alfalfa-Sprossen (Luzerne)
- Papaya
- Yams-Wurzel (aus dem Asia-Laden)

Heilpflanzen mit Phyto-Progesteronen

Auch einige Heilpflanzen enthalten progesteronähnliche Phytohormone oder Substanzen, die die körpereigene Progesteron-Produktion anregen.

Folgende Heilpflanzen eignen sich besonders gut zur Behandlung einer Östrogen-Dominanz (siehe Seite 176):

- Mönchspfeffer (Agnus castus - als Fertigpräparat)
- Nachtkerze (als Kapsel)
- Schafgarbe (als Tee)
- Frauenmantel (als Tee)
- Passionsblume (als Tee oder Fertigpräparat)
- Traubensilberkerze (Cimicifuga racemosa - als Fertigpräparat)

Weitere Behandlungsmethoden gegen Östrogen-Dominanz

Auch mit einer geeigneten Ernährung und Bewegung kann man eine Östrogen-Dominanz lindern.

Bei vielen Frauen reicht regelmäßige Bewegung allein schon aus, um eine Östrogen-Dominanz zum Verschwinden zu bringen.

Als Bewegung eignen sich alle Sportarten, die Freude machen, inklusive Gartenarbeit und Tanzen. Sehr gut hat sich auch Hormon-Yoga bewährt, denn diese Yoga-Übungen wirken ausgleichend auf das Hormonsystem.

Die Ernährung sollte abwechslungsreich und leicht sein, mit einem hohen Anteil an frischer Nahrung wie Obst, Gemüse und Salat.

Viel Wasser trinken hilft, um die Eierstöcke gut mit Nährstoffen zu versorgen, damit sie möglichst lange möglichst viel Progesteron produzieren können.

Die Tipps für Bewegung und Ernährung helfen nicht nur gegen die Östrogen-Dominanz, sondern fördern außerdem direkt eine schlanke Figur.

Gibt es Progesteron-Dominanz?

Wenn man bedenkt, dass es eine Östrogen-Dominanz gibt, kann man sich fragen, ob es auch eine Progesteron-Dominanz gibt.

Eine Progesteron-Dominanz ist mir bisher nicht bekannt.

Aus mehreren Gründen ist eine Progesteron-Dominanz auch eher unwahrscheinlich.

Wenn mehr Progesteron im Körper vorhanden ist, als gebraucht wird, dann wird das überschüssige Progesteron zu Östrogenen umgebaut. Der Körper verhindert also von selbst das Auftreten einer Progesteron-Dominanz.

Die umgekehrte Umwandlungsrichtung von Östrogenen zu Progesteron funktioniert übrigens leider nicht, sonst gäbe es wohl auch keine Östrogen-Dominanz.

Der zweite Grund, der gegen eine Progesteron-Dominanz spricht, ist die Tatsache, dass es in der Schwangerschaft zu sehr hohen Progesteron-Spiegeln kommt. Dieser hohe Progesteron-Spiegel wird problemlos vertragen. Der weibliche Körper kommt also offenbar mit sehr hohen Progesteronspiegeln gut klar.

Das spricht gegen Progesteron-Dominanz als Quelle von Beschwerden.

Eine theoretische Progesteron-Dominanz hätte wohl eher angenehme Folgen als unangenehme.

Die theoretischen Betroffenen hätten wohl ganz von selbst eine schlanke Figur und wären sehr aktiv, aber entspannt. Sie hätten meistens gute Laune. Sie würden sich einer starken Libido erfreuen und hätten gute Abwehrkräfte.

Nur im extremen Fall würden sie zur Müdigkeit neigen, sich oft benommen und schwindelig fühlen. Auch Kopfschmerzen, depressive Verstimmungen und Brustspannen könnten auftreten. Die Beschwerden wären also merkwürdigerweise ähnlich wie bei einer Östrogendominanz beziehungsweise bei Progesteronmangel.

Solche unangenehmen Erscheinungen würden jedoch eher bei der Einnahme von Gestagenen vorkommen als bei vermehrtem natürlichen Progesteron.

Testosteron-Dominanz

Erstaunlicherweise können Frauen in den Wechseljahren eine Testosteron-Dominanz haben.

Während der Wechseljahre steigt der Testosteronspiegel nämlich bei vielen Frauen etwas an.

Durch die sinkende Produktion der weiblichen Hormone Progesteron, und später auch Östrogen, gerät das Verhältnis zwischen männlichen und weiblichen Hormonen aus dem Gleichgewicht.

Das Testosteron ist im Verhältnis zu den weiblichen Hormonen stärker geworden.

Daher kann man dieses Phänomen als Testosteron-Dominanz bezeichnen, entsprechend der Östrogen-Dominanz.

Solch eine Testosteron-Dominanz kann übrigens auch zeitgleich mit einer Östrogen-Dominanz auftreten. Das ist beispielsweise dann der Fall, wenn das Progesteron stark erniedrigt ist und das Östrogen nur leicht verringert.

Eine Testosteron-Dominanz kann man häufig äußerlich am Wachstum eines kleinen Bartes erkennen.

Auch die Stimme wird bei vielen der betroffenen Frauen etwas tiefer.

Menopausen-Bauch

Ohne Testosteron-Dominanz neigen Frauen eher zum Fettansatz an Hüften, Po und Beinen.

Wenn das Testosteron jedoch dominant wird, bekommen auch Frauen häufiger das gefürchtete innere Bauchfett und einen runden Kugelbauch.

Das Übergewicht dieser Frauen sieht dann eher aus wie sonst nur bei Männern. Die Figur hat die sogenannte Apfelform, weil der Bauch so rund ist wie ein Apfel.

Weil die Entstehung eines Kugelbauches in den Wechseljahren häufig vorkommt, nennt man dieses Phänomen auch "Menopausenbauch".

Dieser Bauch wird besonders ausgeprägt, wenn zu der Testosteron-Dominanz noch Stress hinzukommt. Das Stresshormon Cortisol lässt nämlich auch das innere Bauchfett wachsen (siehe Seite 42).

Außerdem fördert zucker- und fettreiche Nahrung das Bauchwachstum.

Erst in den letzten Jahren haben Forscher herausgefunden, dass das innere Bauchfett sehr viel gesundheitsschädlicher ist als die Fettpolster an anderen Körperstellen.

Inneres Bauchfett produziert Hormone und Substanzen, die Entzündungen fördern. Außerdem gibt das innere Bauchfett Fettsäuren und andere Fettbestandteile (z.B. Triglyceride) ans das Blut ab. Das kann zu erhöhten Blutfettwerten führen.

Ursprünglich war diese Funktionsweise des inneren Bauchfettes eine sehr sinnvolle Maßnahme, um seine Aufgabe als Kurzzeit-Vorrat zu erfüllen.

Die abgegebenen Fettbestandteile stellten dem Körper Energie zur Verfügung, wenn beispielsweise bei langen Jagdzügen nicht gegessen werden konnte. Die steinzeitlichen Jäger konnten mithilfe dieser Vorratsenergie kräftig weiterwandern.

Doch heutzutage kommen die Bewohner der Industrieländer kaum noch in Situationen, wo die Kurzzeitvorräte aus dem inneren Bauchfett dringend gebraucht werden. Meistens sind die Pausen zwischen den Mahlzeiten nicht sehr lang. Essen ist nahezu immer verfügbar.

Aus dem kleinen Kurzzeitvorrat im Bauch wird daher bei vielen Menschen eine gigantische Vorratskammer in Kugelform.

Die vom inneren Bauchfett abgegebenen Fette stellen keine willkommene Energie mehr dar, sondern eine potentiell gefährliche Überfettung des Blutes.

Rettungsringe sind kein inneres Bauchfett

Häufig wird im Zusammenhang mit dem inneren Bauchfett von den "Rettungsringen" gesprochen.

Aber gerade die Rettungsringe, also die Fettröllchen im Rumpfbereich sind kein inneres Bauchfett. Stattdessen handelt es sich bei ihnen um das äußere Bauchfett, das vergleichbar ungefährlich ist wie das Fett auf den Hüften, am Po oder an den Beinen.

Das bedeutet, dass alles Fett, das man mit den Fingern oder Händen greifen kann, ungefährliches Unterhaut-Fettgewebe ist.

Um dieses Fett braucht man sich aus gesundheitlicher Sicht keine Sorgen machen. Es ist nur eine Sache der Schönheit, wenn man sich von den Rettungsringen oder Fettröllchen gestört fühlt.

Das innere Bauchfett kann man nicht greifen, denn es ist unter den Bauchmuskeln verborgen.

Man kann das innere Bauchfett nur daran erkennen, dass der Bauch sich kugelförmig nach vorne wölbt.

Messung des Taillenumfangs

Wegen der Gefährlichkeit des inneren Bauchfettes wird immer öfter der Taillenumfang gemessen, um das Ausmaß der Bauchvergrößerung einschätzen zu können.

Dazu misst man bei leichter Ausatmung etwa zwei Fingerbreit über dem Bauchnabel.

Der gemessene Taillenumfang wird von der WHO wie folgt interpretiert:

- über 80 cm: der Bauch ist ein Risikofaktor
- über 88 cm: deutlich erhöhtes Risiko

Die beiden Werte gelten für Frauen.

Bei der Messung des Taillenumfangs wird übrigens sowohl das innere als auch das äußere Bauchfett gemessen, ohne zwischen beiden unterscheiden zu können. Außerdem können Darmgase, Verstopfung, eine große Mahlzeit, Wassereinlagerungen, starke Rückenmuskeln oder starke Bauchmuskeln den Wert des Taillenumfang mit beeinflussen. Daher gibt der Taillenumfang keine präzise Auskunft über das tatsächlich vorhandene innere Bauchfett.

Bei Taillenumfängen, die deutlich über den Grenzwerten liegen, kann man aber wohl davon ausgehen, dass man zu viel inneres Bauchfett hat.

Vorteile der Testosteron-Dominanz

Die Testosteron-Dominanz hat nicht nur Nachteile, sondern auch einige starke Vorteile.

Frauen mit einer Testosteron-Dominanz werden meistens durchsetzungsfähiger und emotional stärker.

Sie können daher leichter Führungsrollen übernehmen, sei es im Beruf oder in der Familie.

Viele Frauen nutzen die gewonnene Stärke, um ihr Leben auf den Prüfstand zu stellen. Erfreuliche Aspekte des Lebens können beibehalten und ausgebaut werden. Lebensbereiche, die jedoch nicht mehr stimmen, können leichter als zuvor geändert werden. Die Frauen haben mehr Kraft, um ihr Leben so zu gestalten, dass sie sich darin wohlfühlen.

Auch die Libido gewinnt durch die Testosteron-Dominanz. Viele Frauen haben mehr Lust und können mehr Orgasmen genießen.

Ende der Testosteron-Dominanz

Wenn die Wechseljahre schon deutlich mehr als zehn Jahre vorbei sind, lässt die Testosteron-Produktion nach.

Je nach Höhe der verbleibenden weiblichen und männlichen Hormonspiegel kann die Testosteron-Dominanz dann allmählich verschwinden.

Frühzeitige Testosteron-Dominanz

Die Testosteron-Produktion ist von Frau zu Frau unterschiedlich.

Bei manchen ist sie auch schon vor den Wechseljahren höher als bei anderen Frauen. Diese Frauen haben schon vor den Wechseljahren eine mehr oder weniger ausgeprägte Testosteron-Dominanz.

Sie neigen daher auch schon früher als andere Frauen zu einem dicken Bauch mit innerem Bauchfett.

Häufig bekommen diese Frauen auch schon frühzeitig einen leichten Bartwuchs. (Bei dunkelhaarigen Frauen aus dem Mittelmeerraum sprießt ein leichter Damenschnurrbart oft auch ohne Testosteron-Dominanz. Der Bartwuchs ist also kein absolut verlässlicher Hinweis.)

Auch die positiven Aspekte der Testosteron-Dominanz sind bei diesen Frauen meistens schon frühzeitig ausgeprägt.

Man findet sie häufig in Berufen, die viel Durchsetzungskraft erfordern. Auch in technischen Berufen findet man gehäuft Frauen mit einer mehr oder weniger ausgeprägten Testosteron-Dominanz.

Behandlung der Testosteron-Dominanz

Eine Testosteron-Dominanz ist nicht unbedingt behandlungsbedürftig, zumal sie einige Vorteile hat.

Die Neigung zu innerem Bauchfett ist jedoch potentiell gefährlich und der Bartwuchs kann lästig sein.

Gegen das Bauchfett hilft in erster Linie allgemeines Abnehmen, verbunden mit viel Sport.

Wenn Körperfett abgebaut wird, verringert sich das innere Bauchfett meistens schneller und stärker als das Unterhaut-Fettgewebe.

Der Rettungsring am Bauch lässt sich hingegen oft besonders viel Zeit, aber er ist ja auch nicht gefährlich, anders als das innere Bauchfett.

Regelmäßiger Sport hilft auch indirekt gegen das innere Bauchfett, weil er häufig das Stressempfinden lindert. Menschen, die regelmäßig Sport treiben, können mit Stress meistens besser umgehen, als Menschen, denen dieses körperliche Ventil fehlt. Davon ausgenommen ist natürlich Leistungssport, der seinerseits zu einem Stressfaktor werden kann.

Gegen die lästigen Folgen des Bartwuchses hilft regelmäßiges Rasieren. Wenn man damit nicht zufrieden ist, kann man die Barthaare durch eine Laserbehandlung entfernen lassen.

Ansonsten wird eine Testosteron-Dominanz üblicherweise nicht durch Bekämpfung des Testosterons behandelt, es sei denn, der Testosteron-spiegel ist extrem erhöht.

Stattdessen kann man die weiblichen Hormone Progesteron und eventuell auch Östrogen einsetzen, um deren Spiegel auf ein beschwerdefreies Niveau anzuheben.

Dazu verwendet man am besten körperidentische Hormone als Creme oder Gel.

Beide Hormone, insbesondere das Östrogen sollte man jedoch nur an-wenden, wenn ein tatsächlicher Mangel vorliegt. Zu Beginn der Wech-seljahre ist das normalerweise bei Progesteron der Fall. Östrogen wird erst in der zweiten Hälfte der Wechseljahre weniger.

Wenn die weiblichen Hormonspiegel wieder etwas höher sind, verringert sich dadurch automatisch die Testosteron-Dominanz.

Hormon-Behandlungen

Die bislang übliche Hormon-Ersatz-Therapie kann erheblich zur Entste-hung von Übergewicht in den Wechseljahren beitragen.

Dies ist nicht bei allen Präparaten und bei allen Frauen der Fall, kommt aber häufig vor.

Bei der gängigen Hormontherapie muss man unterscheiden zwischen Östrogenen (siehe 13) und Gestagenen (siehe 20).

Innerliche Östrogen-Einnahme

Innerlich eingenommene Östrogen-Präparate müssen hoch dosiert eingesetzt werden, um nach der Wanderung durch Verdauung und Leber einen ausreichend hohen Östradiol-Spiegel zu bewirken.

Die Folge davon ist ein sehr hoher Östron-Spiegel.

Dieser hohe Östron-Spiegel ist für den weiblichen Körper unnormal und potentiell schädlich.

Eine der möglichen Nebenwirkungen eines hohen Östron-Spiegels ist die Entstehung von Übergewicht.

Wenn man anstelle der innerlichen Östrogen-Einnahme ein äußerliches Östrogen-Präparat mit einem körperidentischen Östrogen verwendet, kann man das Übergewicht als Nebenwirkung der Östrogen-Behandlung weitgehend vermeiden.

Weitere Informationen über Östrogene und die Östrogen-Behandlung finden Sie ab Seite 13.

Gestagen-Einnahme

Die Einnahme von Gestagenen kann noch stärker zu Übergewicht beitragen als die Östrogen-Einnahme, abgesehen von all den anderen Nebenwirkungen, die Gestagene potentiell haben können (siehe ab Seite 20).

Wenn man anstelle der innerlich angewendeten Gestagene eine Creme mit natürlichem Progesteron einsetzt, entfällt die Gewichtszunahme durch Gestagene.

Außerdem verringert sich das Krebsrisiko und zahlreiche andere potentielle Beschwerden.

Fehlende Eisprünge

Damit im weiblichen Körper ein Ei heranreifen kann, werden Tag für Tag etwa 300 kcal verbraucht.

Dieser Kalorienverbrauch hilft Frauen in ihren fruchtbaren Jahren schlank zu bleiben.

Zu Beginn der Wechseljahre werden die Eisprünge immer seltener, bis es eines Tages überhaupt keine Eisprünge mehr gibt. Dies kann schon deutlich vor der letzten Blutung der Fall sein, denn es gibt auch Blutungen ohne vorhergehenden Eisprung.

Bei jedem ausfallenden Eisprung werden einen ganzen Zyklus über täglich 300 kcal weniger verbraucht als bei einem Zyklus mit Eisprung.

Das hat zur Folge, dass man während der Wechseljahre auch dann zunimmt, wenn man Ernährung und Lebensweise beibehält.

Allein diese täglichen 300 kcal können schon eine erhebliche Zunahme zur Folge haben.

Hier folgt eine kurze Berechnung der theoretischen Zunahme durch fehlende Eisprünge:

Ein Kilo Körperfett entspricht etwa 7000 kcal.

Wenn man von einem ganzen Jahr ohne Eisprünge ausgeht, dann sind das 300 kcal mal 365 Tage. Das ergibt 109.500 kcal und entspricht über 15 Kilo Körperfett.

In der Praxis kann man sich natürlich nicht auf diese 15 Kilo Fett verlassen, weil man ja nicht immer gleich viel isst und sich auch nicht immer gleich viel bewegt.

Unglücklicherweise sind die 300 kcal, die durch wegfallende Eisprünge fehlen, nur ein Teil der Faktoren, die in den Wechseljahren das Übergewicht fördern. Durch die gesamten anderen Faktoren, z.B. Hormonungleichgewichte kann es insgesamt zu einer noch erheblich höheren jährlichen Gewichtszunahme kommen.

Das Phänomen der Gewichtszunahme durch fehlende Eisprünge zeigt überdeutlich, warum es in den Wechseljahren so schwer fällt, das Gewicht zu halten oder gar abzunehmen.

Selbst wenn man beispielsweise täglich auf eine halbe Tafel Schokolade verzichtet (ca. 250 kcal), im Vergleich zu früher, nimmt man immer noch ein wenig zu, weil der Verzicht den fehlenden Kalorienverbrauch nicht vollständig ausgleichen kann.

Auch wenn man beispielsweise 5 mal wöchentlich eine Stunde locker Fahrrad fährt, reicht dies nicht aus, um die fehlenden Eisprünge auszugleichen, denn mit 300 kcal pro Stunde Radfahren bringt es pro Woche 600 kcal zu wenig Verbrauch. Daraus folgen immer noch über 4 Kilo Gewichtszunahme pro Jahr.

Man müsste, häufiger, länger oder intensiver Radfahren, um die fehlenden 300 kcal Energieverbrauch auszugleichen.

Alternativ könnte man das Radfahren und den Schokoladenverzicht kombinieren. Dann könnte man das Gewicht nicht nur halten, sondern auch etwas abnehmen.

Diese Berechnungen sind natürlich nur Beispiele.

Man kann seine Ernährung auch ganz anders umstellen und auf völlig andere Weise Sport treiben.

Auch hat sich gezeigt, dass detaillierte Berechnungen mit Kalorieneinsparung und eine daraus folgende Gewichtsänderungen in der Praxis meistens nicht exakt funktionieren. Aber sie können das grundsätzliche Prinzip aufzeigen.

Das grundsätzliche Prinzip für das Abnehmen in den Wechseljahren lautet: Weniger essen und mehr bewegen als in jüngeren Jahren.

Eierstock-Zysten

Viele Frauen bekommen in den Wechseljahren Eierstocks-Zysten.

Das ist weder selten, noch ernsthaft schlimm, zumindest in den meisten Fällen.

Schon seit etlichen Jahren greift man nicht mehr bei jeder Eierstockzyste zum Skalpell, weil man inzwischen mehr darüber weiß.

Solche Eierstockzysten entstehen, wenn der Eierstock versucht, ein Ei heranreifen zu lassen, aber der Eisprung nicht klappt.

Weil Eisprünge in den Wechseljahren immer schwieriger werden, kommt das in dieser Zeit häufiger vor.

Der Ei-Follikel bildet sich dann nicht zum Gelbkörper um, sondern beginnt, sich aufzublähen. Im Eierstock wächst dann eine Blase heran, die Zyste.

Solche eine Zyste kann schnell zwei bis vier Zentimeter groß werden. Manchmal wird sie sogar über zehn Zentimeter groß, wenn sie über mehrere Monate hinweg immer weiter wächst.

Im Allgemeinen bleibt solche eine Zyste weitgehend schmerzfrei, sodass man sie gar nicht spürt.

Im Innern des Körpers geschieht jedoch eine ganze Menge, wenn man eine Eierstockzyste hat.

Weil sich kein Gelbkörper gebildet hat, wird auch kein oder kaum Progesteron gebildet. Dadurch kommt es zu einem Progesteronmangel, selbst wenn zuvor noch kein Progesteronmangel bestand.

Infolge des Progesteronmangels kommt es auch zu einer Östrogen-Dominanz, die unter anderem eine Gewichtszunahme fördert.

Die Zyste verhindert in den meisten Fällen auch künftige Eisprünge, so lange sie besteht.

So kann die Zyste immer weiter anwachsen und der Progesteronmangel wirkt sich immer stärker aus.

Außerdem kann es infolge der Zyste zu lang andauernden Periodenblutungen kommen. In manchen Fällen dauern die Blutungen wochen- oder gar monatelang. Dann kommt es auch zu einem schwächenden Eisenmangel.

Damit sich die Zyste zurück bildet, kann man für etwa zehn Tage lang ein spezielles Gestagen-Präparat einnehmen. Eine Zyste ist nahezu der einzige gute Grund für eine Gestagenbehandlung und auch dann nur für kurze Zeit.

Polyzystisches Ovarial-Syndrom

Manche Frauen haben nicht nur eine einzelne Zyste, sondern der Eierstock ist voller Zysten. Das nennt man das polyzystische Ovarial-Syndrom. Durch diese Erkrankung kommt es unter anderem zu erhöhten Androgen-Spiegeln, also vermehrten männlichen Geschlechtshormonen. Das führt unter anderem zur Unfruchtbarkeit.

Die meisten Frauen mit einem polyzystischen Ovarialsyndrom haben Übergewicht, teilweise sehr ausgeprägt. Inwieweit die vielen Zysten das Übergewicht verursachen, oder ob das Übergewicht die Zysten verursacht, ist bislang noch unklar. Eine Insulinresistenz wird als begünstigender Faktor für die Entstehung und Aufrechterhaltung eines polyzystischen Ovarial-Syndroms betrachtet.

Klar ist jedoch, dass das polyzystische Ovarialsyndrom sorgfältig behandelt werden muss.

Als Patient kann man durch eine Ernährungsumstellung und viel Bewegung einiges dazu beitragen, dass die Eierstöcke wieder gesunden.

Die weitere Behandlung bleibt dem Frauenarzt überlassen. Meistens werden ein oder mehrere verschreibungspflichtige Medikamente, teilweise auch Hormone verabreicht.

Schwindende Muskelmasse

Die Muskeln sind nicht nur wichtig für die Bewegung, sondern auch für den Energieverbrauch.

Muskeln verbrauchen auch in Ruhe eine erhebliche Menge Energie. Daher sind sie sehr wichtig für den Grundumsatz und die Figur. Je mehr Muskeln man hat, desto höher ist der Grundumsatz und desto leichter fällt es schlank zu bleiben.

Unglücklicherweise verringert sich die Muskelmasse ab dem dreißigsten Lebensjahr um etwa ein Prozent pro Jahr.

Mit vierzig Jahren hat man schon zehn Prozent der Muskelmasse verloren und mit fünfzig Jahren zwanzig Prozent.

Das Schwinden der Muskeln ist jedoch nicht unausweichlich. Wenn man Krafttraining betreibt, ausreichend Eiweiß zu sich nimmt und insgesamt nicht zu wenig isst, dann kann man auch in den Wechseljahren Muskelmasse neu aufbauen.

Das Krafttraining kann einerseits im Fitnessstudio stattfinden, wo es zweifellos besonders effektiv sein kann. Wahlweise können die Muskeln mithilfe verschiedener Sportgeräte oder in Gruppen-Trainingsstunden wie beispielsweise Bauch-Beine-Po gestärkt werden.

Selbstverständlich kann man auch Zuhause Krafttraining machen. Dazu eignen sich kleine Hanteln, Thera-Bänder, Gymnastikmatten und Gymnastik-DVDs. Der Nachteil beim Training Zuhause ist bei vielen Frauen, dass die Motivation schnell nachlässt.

Für den Muskelaufbau muss man jedoch regelmäßig und ausdauernd trainieren.

Mit einem einstündigen Training drei Mal in der Woche kann man schon eine Menge erreichen. Dieses Training sollte man über mehrere Monate fortsetzen, um ein deutliches Muskelwachstum zu erreichen.

Die gewonnene Muskelmasse hilft dann ganz erheblich beim Abnehmen und beim Gewicht-Halten.

Außerdem machen Muskeln straffer und beweglicher. Sie tragen also in mehrfacher Hinsicht zu einer guten Figur bei.

Strenge Diäten lassen Muskeln schwinden

Zusätzlich zum Altern sorgen auch Diäten für einen ausgeprägten Muskelschwund.

Das entscheidende Kriterium für den Muskelschwund bei Diäten ist eine geringe Kalorienmenge, gefolgt von zu wenig Eiweiß in der Nahrung.

Selbst eiweißreiche Diäten, von denen behauptet wird, dass sie die Muskeln fördern, verursachen letztlich einen Muskelschwund, wenn sie zu wenig Kalorien beinhalten.

Sobald die Ernährung etwa 500 Kalorien pro Tag weniger enthält als man verbraucht, wird der Hungerstoffwechsel aktiviert (siehe Seite 84).

Diese 500 Kalorien Defizit sind bei Frauen mit durchschnittlicher Bewegungsaktivität schon bei 1500 Kalorien Tageszufuhr erreicht. Bei ausgiebiger sportlicher Aktivität liegt diese Grenze sogar noch höher.

Die meisten Diäten, die auf einen schnellen Abnehmerfolg setzen, beinhalten deutlich weniger als 1500 Kalorien täglich.

Sobald der Hungerstoffwechsel einsetzt, wird als Energiesparmaßnahme zunächst die Muskelmasse abgebaut.

Diese Maßnahme des Körpers war in schlechten Zeiten sehr sinnvoll. Zuerst wird dafür gesorgt, dass der Körper in Ruhe weniger Energie (Kalorien) verbraucht. Erst später werden die wertvollen Fettreserven angetastet.

Doch wenn man in üppigen Zeiten abnehmen will, ist der Verlust des Muskelgewebes alles andere als erwünscht.

Leider hat sich die evolutionäre Entwicklung des Körpers noch nicht darauf einstellen können, dass wir heutzutage in Zeiten des Nahrungsüberflusses leben. Daher reagiert der Körper wie seit Millionen von Jahren, in denen es immer wieder zu Hungersnöten kam.

Die Folge des Muskelschwundes ist der Jojo-Effekt. Dieser hat zur Folge, dass man nach der Diät beschleunigt wieder zunimmt. Letztlich wiegt man sogar mehr als vor der Diät.

Wenn man seine Muskeln nicht nur erhalten, sondern sogar aufbauen will, darf man auf keinen Fall zu wenig essen. Die Differenz zwischen Nahrungsaufnahme und Energieverbrauch sollte unter 500 Kalorien pro Tag betragen.

Außerdem sollte man genügend Eiweiß zu sich nehmen und regelmäßigen Sport treiben, vor allem Krafttraining.

Mehr Informationen über den Muskelaufbau durch Sport finden Sie ab Seite 156.

Schilddrüsen-Unterfunktion

Viele Frauen in den Wechseljahren leiden unter einer mehr oder weniger starken Schilddrüsen-Unterfunktion. Etwa ein Viertel der Frauen ab 40 sind davon betroffen.

Die Schilddrüsen-Hormone T3 und T4 sind vor allem für die Regulierung des Stoffwechsels zuständig.

Je mehr Schilddrüsenhormone im Körper vorhanden sind, desto aktiver ist der Stoffwechsel.

Wenn bei einer Schilddrüsenunterfunktion zu wenig Schilddrüsenhormone im Körper vorhanden sind, verlangsamt sich der Stoffwechsel. Die Folge davon ist unter anderem eine Gewichtszunahme, die teilweise ganz erheblich sein kann.

Außerdem kommt es bei einer ausgeprägten Schilddrüsenunterfunktion zu ständiger Müdigkeit, Depressionen, niedrigem Blutdruck, trockener Haut und diversen anderen Beschwerden.

Bei den meisten betroffenen Frauen ist die Schilddrüsenunterfunktion jedoch nur leicht ausgeprägt. Die meisten der klassischen Symptome fehlen, nur das Gewicht steigt unaufhaltsam.

Wenn man in den Wechseljahren zunimmt, ist es daher sinnvoll, nicht nur die Geschlechts-Hormone bei einer Blutuntersuchung überprüfen zu lassen, sondern auch die Schilddrüsen-Hormone.

Falls die Schilddrüsen-Hormone zu niedrig ausfallen, sollte man diese Schilddrüsenunterfunktion sorgfältig behandeln lassen.

Für eine gute Einstellung mit Schilddrüsenhormonen ist es oft nötig einen Facharzt für Endokrinologie (Hormonarzt) aufzusuchen.

Normale Schilddrüsen-Laborwerte

Nachfolgend die normalen Schilddrüsen-Hormon-Blutwerte:

- T3 (Trijodthyronin)   2,0 - 4,4 ng/l
- T4 (Thyroxin)   9,3 - 17 ng/l
- TSH   0,27 - 4,2 mIU/l

Schilddrüsenhormon-Resistenz

Eine Schilddrüsenunterfunktion kann nicht nur direkt, sondern auch indirekt vorliegen.

Wenn eine Östrogen-Dominanz vorliegt (siehe Seite 24), kann der Körper die Schilddrüsen-Hormone nicht richtig funktionieren.

Es kommt also trotz normalem T3- und T4-Spiegeln im Blut zu den Symptomen einer Schilddrüsenunterfunktion mit teilweise erheblicher Gewichtszunahme.

Dieses Phänomen kann man bei einer Blutuntersuchung daran erkennen, dass der Spiegel des Hormons TSH erhöht ist. TSH ist das Thyreoidea-stimulierende Hormon (Schilddrüsen stimulierendes Hormon).

Es wird von der Hypophyse im Gehirn hergestellt und fördert die Produktion der Schilddrüsenhormone T3 und T4.

Wenn die Schilddrüsenhormon-Wirkung im Körper zu schwach ist, wird vermehrt TSH ausgeschüttet, damit mehr Schilddrüsenhormone hergestellt werden.

Daher kann man an einem erhöhten TSH-Spiegel erkennen, dass der Körper der Meinung ist, er hätte zu wenig Schilddrüsenhormone.

Dieses Phänomen nennt man Schilddrüsenhormon-Resistenz. Es ist ein ähnliches Phänomen wie die Insulin-Resistenz, die heutzutage im Zusammenhang mit Übergewicht oft erwähnt wird.

Die Schilddrüsenhormon-Resistenz ist bislang jedoch weitgehend unbeachtet, obwohl sie gravierende Wirkungen auf das Körpergewicht und die Fetteinlagerung haben kann.

Bei einer Schilddrüsenhormon-Resistenz sollte man nicht die Schilddrüse behandeln oder Schilddrüsen-Hormone verabreichen, sondern die Östrogen-Dominanz behandeln, weil hier die Ursache des Problems liegt.

Eine Östrogen-Dominanz kann man beispielsweise durch Progesteron-Creme erfolgreich behandeln (siehe ab Seite 18).

Besonderheiten bei der Behandlung mit Schilddrüsenhormonen und Progesteron

Wenn man als Frau in den Wechseljahren sowohl Schilddrüsenhormone einnimmt, als auch Progesteron gegen Östrogen-Dominanz anwendet, muss man die Wechselwirkung der beiden Hormonbehandlungen berücksichtigen.

Bei einem Progesteronmangel (Östrogen-Dominanz) wirken Schilddrüsenhormone nicht vollständig gut. Man braucht also mehr Schilddrüsenhormone, um die Schilddrüsenunterfunktion auszugleichen.

Wenn man den Progesteronmangel durch die Gabe von Progesteron als Creme, Gel oder Kapsel behandelt, entfalten auch die Schilddrüsenhormone eine kräftigere Wirkung.

Man kommt also mit weniger Schilddrüsenhormonen aus.

Die Dosis der Schilddrüsenhormone kann in vielen dieser Fälle gesenkt werden.

Diese Dosisanpassung sollte man unbedingt in Zusammenarbeit mit dem Arzt durchführen. Möglicherweise sind dazu wiederholte Bluttests und mehrere Dosis-Änderungen notwendig.

Falls man bei einer Schilddrüsenhormon-Behandlung und gleichzeitiger Progesteronbehandlung einfach weiter die ursprüngliche Menge der Schilddrüsenhormone einnimmt, kann dies zu einer Schilddrüsenüberfunktion führen. Dabei kann es zu unter anderem Herzrasen und Bluthochdruck kommen.

Eisenmangel

Zu wenig Eisen mit Blutarmut ist ein häufiges Problem in den Wechseljahren.

Vor allem zu Beginn der Wechseljahre kommt es durch den Progesteronmangel oft zu besonders starken und lang andauernden Periodenblutungen. Bei Vorhandensein einer Zyste kann es sogar passieren, dass eine Blutung monatelang nicht mehr aufhört. In diesem Fall sollte man selbstverständlich einen Arzt aufsuchen und die Kurzzeitbehandlung mit Gestagenen akzeptieren.

Ausgeprägte Blutungen haben naturgemäß einen Blutverlust zur Folge.

Wenn man nicht sehr viel Eisenspender wie rotes Fleisch, Hülsenfrüchte, Nüsse und manches Gemüse isst, kommt es leicht zu einem Eisenmangel und zu einer Blutarmut.

Blutarmut führt zwar nicht direkt zu Übergewicht, aber sie macht kraftlos und müde.

Die Müdigkeit sorgt dann dafür, dass man sich weniger bewegt und weniger Sport treibt.

Dadurch kann schnell Übergewicht entstehen, wenn man seine Ernährungsweise beibehält.

Eisenmangel kann man außer an Müdigkeit auch an weiteren Symptomen erkennen.

Typische Symptome für Eisenmangel sind:

- Blässe
- Infektionsanfälligkeit
- Eingerissene Mundwinkel
- Fingernägel-Rillen
- Trockene Haut
- Brüchiges Haar
- Hautheilungs-Störungen
- Müdigkeit
- Antriebslosigkeit
- Kopfschmerzen
- Herzklopfen
- Reizbarkeit
- Nervosität
- Wetterfühligkeit
- Gestörte Temperaturregulation
- Verstopfung
- Gelenkschmerzen

Viele dieser Symptome ähneln stark den typischen Wechseljahrssymptomen, sind also nur schwer zu unterscheiden.

Ein besonders typisches Merkmal sind blasse Lippen und blasse Schleimhäute des Unterlids, sichtbar, wenn man das Unterlid ein wenig abzieht.

Am besten lässt man beim nächsten Arztbesuch bei einer Blutuntersuchung den Eisenspiegel und den Hb-Wert (Hämoglobin) messen.

Einen leichten Eisenmangel kann man dadurch ausgleichen, dass man öfter rotes Fleisch, Hülsenfrüchte und Nüsse isst.

Bei einem ausgeprägten Eisenmangel reicht das meistens nicht aus. Stattdessen braucht man ein Eisen-Präparat.

Es gibt Eisenpräparate, die Vitamin C enthalten, um die Aufnahme im Körper zu verbessern.

Da Eisenpräparate auch Nebenwirkungen und Wechselwirkungen mit anderen Medikamenten haben können, sollte man den Beipackzettel aufmerksam lesen.

Eine typische Nebenwirkung von Eisenpräparaten ist Verstopfung. Um die Verstopfung möglichst gering zu halten, kann es helfen, wenn man nur jeden zweiten Tag das Eisenmittel nimmt oder sich in der Zeit der Einnahme sehr ballaststoffreich ernährt.

Normale Eisen-Laborwerte

Nachfolgend die normalen Eisen-Blutwerte und der Hämoglobin-Wert, der damit in enger Verbindung steht:

- Eisen im Serum   23 - 134 µg/dl
- Hämoglobin   12,3 - 16 g/l

Schlafmangel

Viele Frauen leiden in den Wechseljahren unter ausgeprägtem Schlafmangel.

Das führt nicht nur dazu, dass die betroffenen Frauen müde sind und sich schlecht konzentrieren können, sondern es fördert auch die Neigung zu Übergewicht.

Aus mehreren Gründen fördert Schlafmangel die Entstehung von Übergewicht.

Zum einem wird bei Schlafmangel vermehrt das Hungerhormon Ghrelin produziert. Dadurch hat man tagsüber vermehrt Hunger und isst meistens auch entsprechend mehr.

Außerdem wird durch Schlafmangel der Sollwert des Blutzuckerspiegels nach oben verschoben. Das bedeutet, dass der Körper einen höheren Blutzuckerspiegel als richtig empfindet. Dadurch werden vermehrt Hungersignale ans Bewusstsein und Unterbewusstsein gesendet, immer dann, wenn der Blutzuckerspiegel vermeintlich zu niedrig ist.

Inwieweit die vermehrte Ghrelin-Produktion und die Erhöhung des Blutzucker-Sollwertes direkt zusammenhängen, ist mir bislang nicht bekannt. Beide Phänomene haben aber letztlich den gleichen Effekt: der Hunger wird verstärkt.

Schlafmangel hat noch durch einen weiteren Mechanismus deutliche Auswirkungen auf die Bildung von Fettpolstern.

Im Schlaf wird mithilfe des Wachstumshormons Somatotropin der Körper repariert und regeneriert. Für diese Reparaturtätigkeit braucht der Körper Energie, die er aus den Fettvorräten bezieht.

Daher trifft es tatsächlich zu, dass man im Schlaf besonders gut abnehmen kann.

Damit genügend Somatotropin hergestellt werden kann, sollte die Abendmahlzeit möglichst viel Eiweiß enthalten.

Kohlenhydrate beim Abendessen sind hingegen eher hinderlich, weil sie durch den Insulinanstieg den Abbau der Fette aus den Fettpolstern blockieren.

Außerdem ist es günstig, wenn das Abendessen zu Beginn der Nachtruhe schon einige Stunden zurückliegt. Der Magen sollte sich beim Einschlafen schon weitgehend geleert haben.

Dann ist die Abnehmwirkung im Schlaf am effektivsten.

Wer unter Schlafmangel leidet, ist außerdem oft müde und kraftlos. Sportliche Aktivität und Alltagsbewegung fallen dann besonders schwer.

Die optimale Dauer des Schlafes ist von Mensch zu Mensch verschieden. Die meisten Menschen brauchen jedoch acht bis neun Stunden Schlaf, um ausgeschlafen zu sein.

Auch die Qualität des Schlafes spielt eine wichtige Rolle. Er sollte möglichst ungestört sein.

In dieser Hinsicht sind die Schlafprobleme der Wechseljahre natürlich ein erhebliches Abnehm-Hindernis.

Es lohnt sich daher in mehrfacher Hinsicht, die Schlafstörungen ernst zu nehmen und sorgfältig zu behandeln.

Für viele der betroffenen Frauen ist die erfolgreichste Behandlung der Wechseljahrs-Schlafstörungen die Anwendung von Progesteron-Creme und Östrogen-Creme.

Aber auch zahlreiche andere Maßnahmen können den Schlaf fördern:

- Erst ins Bett gehen, wenn man müde ist.
- Spätabends nur ruhige Tätigkeiten.
- Abends das Licht dämpfen, bläuliches Licht meiden.
- Regelmäßiges Einschlafritual.
- Langweilige Bettlektüre lesen.
- Eventuell einen Schlaftee trinken.

- Bei Schlaflosigkeit nicht zu lange wach liegen bleiben, sondern wieder aufstehen.
- Für Ruhe im Schlafzimmer sorgen.
- Für eine günstige Schlaftemperatur sorgen, weder zu warm noch zu kalt.
- Schafe zählen.
- Tagsüber Bewegung an frischer Luft macht angenehm müde.

Viele Frauen leiden in den Wechseljahren zusätzlich unter Nachtschweiß.

Wenn man im Schlaf sein Nachthemd und die Bettwäsche stark durchgeschwitzt hat, werden die Schlafstörungen noch verstärkt.

Um die Störung durch feuchtgeschwitzte Textilien möglichst kurz zu halten, kann es helfen, Wäsche zum Wechseln bereit zu legen. Für die Decke empfiehlt sich sogar eine zweite frisch bezogene Decke, die griffbereit auf ihren nächtlichen Einsatz wartet. Als Laken kann man sich ein großes Badehandtuch unterlegen, dass man bei Bedarf durch ein bereit liegendes zweites Badehandtuch ersetzt. Dadurch erspart man sich das nächtliche neu Beziehen des Bettes.

Stress

Stress ist ein wichtiger Faktor bei der Entstehung von Übergewicht, vor allem dem Übergewicht im Bauchbereich.

Viele Frauen in den Wechseljahren haben besonders viel Stress, allein schon deshalb, weil die Hormonschwankungen das Gefühlsleben durcheinander wirbeln.

Hinzu kommt bei vielen Frauen eine hohe berufliche Anspannung. Entweder sind Frauen in diesem Alter am oberen Ende ihrer persönlichen Karriereleiter angekommen, was viel Stress mit sich bringt. Oder das Älterwerden droht, die betroffenen Frauen aus dem Beruf heraus zu drängen, vor allem bei Berufen mit einem hohen Anspruch an Jugendlichkeit. Der Stress ist dann besonders hoch, wenn die Frauen Angst um ihre Arbeitsstelle haben.

Viele Frauen in den Wechseljahren haben zudem Kinder in der Pubertät, was für die meisten Familien eine starke Belastung ist. Bei anderen Frauen sind die Kinder erwachsen geworden und verlassen das Elternhaus. Für manche Frauen kann diese Situation entspannend sein, aber die meisten Mütter müssen darum kämpfen eine neue Aufgabe in ihrem Leben zu finden.

Da das Alter, in dem Frauen ihre ersten Kinder bekommen, immer mehr ansteigt, geraten heutzutage auch viele Frauen in massive Torschlusspanik, wenn sich auf einmal die Wechseljahre melden, noch bevor sie Mutter geworden sind. Eine lange Ausbildung, ein anspruchsvoller Beruf und die schwierige Suche nach dem potentiellen Vater für die Wunschkinder verhindern häufig die Mutterschaft vor dem vierzigsten Lebensjahr. Wenn die Frauen dann erst jenseits der vierzig zum ersten Mal Mutter werden wollen, ist dies häufig mit sehr viel Stress verbunden, weil die Fruchtbarkeit in diesem Alter schon erheblich nachgelassen hat.

In den Wechseljahren haben auch viele Frauen Stress und Probleme in ihrer Partnerschaft. Manch ein langjähriger Ehemann verliert das Interesse an seiner inzwischen mittelalten Frau und sucht sich eine Jüngere oder eine Frau, mit der er sich unkomplizierter vergnügen kann.

Gründe für Stress gibt es in den Wechseljahren also zuhauf.

Dass dieser Stress außerdem dick machen soll, setzt der Gemeinheit die Krone auf, mag so manche Frau zu recht denken.

Doch wie führt Stress zu Übergewicht?

Zum einen besänftigen sich viele Menschen bei Stress mit Nahrung, vor allem kalorienreichen Snacks wie Süßigkeiten oder fettreichen Salz-Knabbereien. Solche Nahrungsmittel bewirken bei diesen Menschen die Ausschüttungen von stimmungsaufhellenden Endorphinen. Daher funktioniert es, gegen Stress zu essen.

Andere Menschen verlieren bei Stress jedoch den Appetit, sodass es insgesamt einen gewissen Ausgleich gibt.

Stress kann jedoch auch auf hormonellem Weg das Bauchfett wachsen lassen.

Bei Stress werden mehrere Hormone ausgeschüttet. In einer akuten Stresssituation werden zunächst die Hormone Adrenalin und Noradrenalin ausgeschüttet. Diese Hormone helfen dem Körper bei Flucht oder Kampf.

Heutzutage sind Flucht und Kampf jedoch meistens unnötig, wenn man eine Stresssituation erlebt.

Früher in der Steinzeit war das anders. Da musste ein angreifendes wildes Tier entweder bekämpft werden oder man musste davor flüchten.

Statt wilden Tieren oder angreifenden Horden hat man es heutzutage eher mit einem strengen Chef, unzufriedenen Kunden oder rüpelhaften Autofahrern zu tun. Da wäre es völlig falsch, wild zu kämpfen, wie gegen ein wildes Tier. Auch Flucht ist meistens nicht angesagt. Der Körper bereitet sich also völlig umsonst mit Herzklopfen, erhöhtem Blutdruck und beschleunigter Atmung auf den Kampf vor.

Die akuten Stresshormone sind es jedoch nicht, die den Bauch wachsen lassen, obwohl sie auf Dauer wegen der Blutdruckerhöhung die Gesundheit schädigen können.

Der dicke Bauch wird durch das Hormon Cortisol gefördert.

Cortisol wird von den Nebennieren produziert, wenn eine Stresssituation schon einige Minuten andauert. Dieses Hormon dient eigentlich dazu, die Folgen des Stresses besser bewältigen zu können. Es bremst unter anderem ein überaktives Immunsystem und Entzündungsreaktionen. Auch der Blutzuckerspiegel wird erhöht, damit sich der Körper vom Stress erholen kann.

Das körpereigene Hormon Cortisol entspricht dem Hormon-Medikament Kortison, dass unter anderem gegeben wird, um Allergien zu lindern oder Abstoßungsreaktionen nach Transplantationen zu verhindern.

Wenn man das Medikament Kortison über einen längeren Zeitraum verabreicht, kommt es zur sogenannten Stammfettsucht. Stammfettsucht bedeutet, dass der Bauch dick wird, Arme und Beine bleiben aber schlank.

Ähnlich wie eine Langzeitanwendung des Kortisons wirkt sich Dauerstress mit einem dauerhaft erhöhten Cortisol-Spiegel aus.

Der Bauch wird immer dicker.

Früher war das eine sinnvolle Reaktion des Körpers, denn wer damals viel Stress hatte, musste auch um seine regelmäßige Nahrungsversorgung fürchten.

Ein dicker Bauch ist relativ schnell aufgebaut und kann sehr gut als Notvorrat dienen.

Doch heutzutage wirkt sich der stressbedingte dicke Bauch eher schädlich aus, weil er unter anderem zu viel Fette ans Blut abgibt, die ihrerseits zu Herz-Kreislauf-Krankheiten führen können.

Zum Dauerstress kommt also auch noch ein erhöhtes Krankheitsrisiko durch den dicken Bauch.

Der Cortisol-Spiegel kann übrigens auch durch eine Östrogen-Dominanz oder eine Hormon-Ersatz-Therapie erhöht werden. Daher kommt es zu

Beginn der Wechseljahre relativ häufig zu einer gewissen Cortisol-Erhöhung.

Inwieweit ein dicker Bauch auch mit anderen Hormonen, beispielsweise dem Testosteron, zusammenhängen kann, erfahren Sie ab Seite 29.

Um den lästigen und potentiell ungesunden dicken Bauch wieder los zu werden, ist es wichtig, dass man sein Leben stressärmer gestaltet.

Eine Änderung der Lebensumstände kann schwierig sein und geraume Zeit dauern. Manche Stresssituation lässt sich sogar überhaupt nicht ändern.

Daher sollte man zusätzlich lernen, sich auch in stressigen Lebensumständen entspannen und wohlfühlen zu können.

Hierzu kann es helfen, wenn man gezielte Entspannungstechniken lernt wie beispielsweise Autogenes Training, Progressive Muskelrelaxation, Yoga oder Qigong.

Auch regelmäßige Auszeiten für Schwimmbadbesuche, Saunagänge, Wanderungen oder andere erfreuliche Ausflüge können helfen, den stressigen Alltag besser zu bewältigen.

Normale Cortisol-Laborwerte

Nachfolgend die normalen Cortisol-Blutwerte, die morgens höher sind als abends:

- Morgens (8:00 Uhr)   5 - 25 pg/dl
- Abends (24:00 Uhr)   < 5 pg/dl

Antriebsschwäche / Depressionen

In den Wechseljahren kommt es häufig zu einer mehr oder weniger ausgeprägten Depression. In leichten Fällen ist diese Depression manchmal nur durch eine Antriebsschwäche zu erkennen, die ein typisches Kennzeichen fast jeder Depression ist.

Die Antriebsschwäche verhindert bei vielen der Betroffenen die sportliche Aktivität und häufig auch normale Alltagsbewegungen. Dadurch wird der Energieverbrauch gesenkt und Übergewicht begünstigt.

Manche Menschen verlieren durch Depressionen den Appetit, andere trösten sich durch reichliches Essen, häufig auch durch Süßigkeiten. In diesem Fall ist Übergewicht nahezu vorprogrammiert, vor allem wenn in

49

den Wechseljahren weitere Faktoren hinzukommen, die Übergewicht fördern.

Durch Depressionen fehlt meistens auch die Motivation, die fürs Abnehmen notwendigen Änderungen tatkräftig anzupacken.

Daher ist es wichtig, die Depressionen zu behandeln, wenn man abnehmen will.

Zunächst bietet es sich an, das Ungleichgewicht der Geschlechtshormone zu behandeln, beispielsweise einen Progesteronmangel. Manchmal hilft schon diese Behandlung gegen die Depressionen.

Auch eine Schilddrüsen-Unterfunktion kann eine Depression begünstigen oder gar verursachen. Daher sollte sie unbedingt sorgfältig behandelt werden. Durch eine erfolgreiche Schilddrüsen-Behandlung kann nicht nur die Depression gelindert werden, sondern auch die Antriebsschwäche verschwindet.

Wenn die Depression noch andere Ursachen hat als hormonelle Störungen, sollte man sie auch direkt behandeln.

In leichten Fällen kann man Johanniskraut einsetzen.

In schwereren Fällen gibt es verschiedene Medikamente und die Möglichkeit einer psychotherapeutischen Behandlung.

Wenn die Depression erfolgreich behandelt wird, dann hilft das nicht nur beim Abnehmen, sondern verbessert die gesamte Lebensqualität. Es lohnt sich also.

Diäten der Vergangenheit

Frühere Diäten können dafür sorgen, dass man im Laufe der Jahre immer dicker wird.

Bis zu den Wechseljahren kann eine umfangreiche Diätkarriere zusammenkommen, wenn eine Frau langjährig um ihre Figur bemüht ist.

Fast jede Diät führt zu einer Reduktion der Stoffwechselaktivität, je strenger die Diät, desto schlimmer.

Durch die verminderte Nahrungsaufnahme geht der Körper davon aus, dass er eine Hungersnot erlebt. Prompt wird der Stoffwechsel verlangsamt, mit allen Tricks, die dem Körper dafür zur Verfügung stehen.

Einerseits wird Muskelmasse abgebaut (siehe auch ab Seite 38 und Seite 84), um Energie einzusparen.

Andererseits gibt es auch noch eine ganze Reihe von anderen Faktoren, die dazu dienen, mit weniger Energie auszukommen. Die meisten dieser Mechanismen wurden von der Forschung erst vor kurzem oder noch gar nicht entdeckt und werden bislang nur teilweise verstanden.

Die Gene des Menschen sind nicht immer alle aktiv. Manche Gene schlummern so lange, bis sie gebraucht werden. Erst bei Bedarf werden sie aktiviert. Diese Aktivierung nennt man auch Epigenetik.

Solche Mechanismen der Epigenetik sind es unter anderem auch, die in Zeiten einer Hungersnot den Körper auf niedrigen Energieverbrauch umschaltet. Das ist an sich eine sehr nützliche Angelegenheit.

Doch heutzutage macht uns die Umschaltung in den Energiesparmodus das Abnehmen so schwer.

Wer im Laufe seines Lebens schon viele Diäten durchgeführt hat, hat seinen Körper zu einer immer effektiver funktionierenden Energiesparmaschine trainiert.

Der Körper einer diäterfahrenen Frau kommt also mit sehr wenig Nahrung aus.

Wenn dann noch die übergewichtsfördernden Faktoren der Wechseljahre hinzu kommen, ist eine Gewichtszunahme nahezu unvermeidlich, es sei denn, man weiß wie der Körper funktioniert und richtet sich danach.

Wie man seinen Stoffwechsel wieder aktivieren kann, erfahren Sie ab Seite 88.

Insulin-Resistenz

Eine Insulin-Resistenz tritt häufig auf, wenn man schon ein gewisses Übergewicht angesammelt hat, vor allem im Bauchbereich.

Sie ist einer der Gründe, warum Abnehmen schwieriger ist als schlank bleiben.

Um die Insulinresistenz zu verstehen, muss man zunächst die Wirkungsweise des Insulins kennenlernen.

Das Insulin dient in erster Linie dazu, den Blutzuckerspiegel zu regulieren.

Es wird in der Bauchspeicheldrüse von den sogenannten Inselzellen hergestellt, was ihm zu seinem Namen verholfen hat.

Nach einer kohlenhydratreichen (Zucker oder Stärke) Mahlzeit, befindet sich vermehrt Zucker im Blut, der sogenannte Blutzuckerspiegel.

Ein gewisser Blutzuckerspiegel ist notwendig zum Überleben, denn durch den Blutzucker werden die Körperzellen ernährt, allen voran das Gehirn.

Der Blutzuckerspiegel sollte jedoch weder zu hoch noch zu niedrig werden.

Damit der Blutzuckerspiegel nicht zu hoch wird, gibt es das Insulin.

Insulin sorgt dafür, dass Zucker aus dem Blut entfernt und in die Körperzellen eingeschleust wird. Zunächst wird der Zucker in den Speicherstoff Glykogen umgewandelt und in der Leber und den Muskelzellen gespeichert. Glykogen dient als Kurzzeit-Energiespeicher, um beispielsweise die Zeiten zwischen den Mahlzeiten oder ausgedehnte sportliche Leistungen abzupuffern.

Wenn die Glykogenspeicher voll sind, wird weiterer überschüssiger Blutzucker in die Fettzellen gebracht und zu Fett umgewandelt. Es dient dort als Mittel- und Langzeitspeicher.

Außerdem bremst Insulin den Abbau von Fettzellen, denn es ist ja durch den Blutzucker genügend Energie direkt im Blut vorhanden. Das dient dazu, dass sich die Muskeln bei der Bewegung aus dem Blut bedienen sollen, um sich mit Energie zu versorgen. Auf diese Weise wirkt auch Bewegung senkend auf den Blutzuckerspiegel.

Für das Abnehmen ist es jedoch ungünstig, dass Insulin den Abbau der Fettzellen bremst. Der Fettabbau wird zwar nicht vollständig gebremst, sondern nur zu etwa einem Drittel, aber auch das wirkt störend beim Abnehmen. Die Bremswirkung hält etwa drei bis sechs Stunden vor. Ihre Intensität hängt naturgemäß von der Menge des Insulins im Körper ab. Je mehr Insulin, desto stärker die Fettabbau-Bremse.

Dies ist der Grund, warum heutzutage längere Pausen zwischen den Mahlzeiten empfohlen werden und eine Reduktion der Kohlenhydratmengen, vor allem abends.

Allerdings ist Insulin nicht das teuflische Dickmacherhormon, als das es heutzutage von vielen Ernährungsexperten dargestellt wird. Es ist nach wie vor ein lebenswichtiges Hormon, das vom Körper dringend gebraucht wird.

Problematisch wird das Insulin jedoch, wenn die Körperzellen nicht mehr ausreichend auf das Insulin reagieren. Dann produziert die Bauchspeicheldrüse immer mehr Insulin, um den Blutzucker erfolgreich zu senken.

Der Insulinspiegel ist dann nicht nur nach kohlenhydratreichen Mahlzeiten hoch, sondern auch zwischen den Mahlzeiten, sogar nachts beim Schlafen.

Bei solch einem dauerhaft erhöhten Insulinspiegel verläuft der Fettabbau dauerhaft gebremst, was zu einem erheblichen Abnehmhindernis werden kann.

Aus einer Insulinresistenz kann sich in vielen Fällen eine Diabetes-Erkrankung entwickeln.

Ursache für eine Insulinresistenz ist einerseits eine angeborene Veranlagung dazu. Wenn man außerdem viel Kohlenhydrate isst und sich wenig bewegt, kann die zunächst stumme Veranlagung aktiv werden.

Viel inneres Bauchfett fördert die Entstehung einer Insulinresistenz.

Jedoch nicht alle Menschen mit einem dicken Bauch haben eine Insulinresistenz.

Eine Insulinresistenz lässt sich durch eine Blutuntersuchung feststellen, bei der vor dem Frühstück der Insulinspiegel gemessen wird.

Obwohl zur Zeit alle Welt von der Insulinresistenz spricht, wird diese Blutuntersuchung bislang nur selten durchgeführt. Stattdessen wird nur der Blutzuckerspiegel gemessen, was zwar auch eine wichtige Untersuchung ist, aber keine Auskunft über den Insulinspiegel gibt.

Wenn durch die Blutuntersuchung festgestellt wurde, dass man wahrscheinlich eine Insulinresistenz hat, braucht man nicht in Panik auszubrechen.

Durch Reduktion der Süßigkeiten und stärkereichen Nahrungsmittel (z.B. Reis, Brot, Nudeln) und vermehrte Bewegung kann man die Insulinresistenz erfolgreich besiegen.

Eine extrem kohlenhydratarme Ernährung wäre eine übertriebene, möglicherwiese sogar schädliche Maßnahme.

Normale Insulin-Laborwerte

Nachfolgend die normalen Insulin-Blutwerte:

- Vor dem Frühstück   4 - 24 pU/ml
- Nach dem Essen   20 - 300 pU/ml

Ungünstige Darmbakterien

Jeder Mensch hat in seinem Darm Billionen von Darmbakterien. Diese Bakterien leben friedlich in Symbiose mit uns zusammen. Wir brauchen sie genauso zum überleben, wie sie uns brauchen. Beispielsweise erzeugen manche dieser Bakterien Vitamine aus der Nahrung, die wir Menschen nicht selbst erzeugen können.

Es gibt jedoch nicht nur eine Sorte Darmbakterien, sondern sehr viele unterschiedliche. Noch lange sind nicht alle Darmbakterien und ihre Wirkungen auf den menschlichen Körper bekannt.

Bei einigen Darmbakterien hat man inzwischen herausgefunden, dass sie mit Übergewicht in Verbindung stehen. Sie kommen bei Übergewichtigen erheblich mehr vor als bei schlanken Menschen. Es handelt sich um Darmbakterien mit der Gruppenbezeichnung Firmicuten.

Ob und wie diese Firmicuten das Übergewicht verursachen, hat man jedoch noch nicht detailliert herausgefunden.

Man vermutet jedoch, dass diese Firmicuten dabei helfen, die Nahrung besonders gründlich zu verwerten. Mit ihrer Hilfe wird jedes Fitzelchen Energie aus der Nahrung herausgeholt. Dadurch werden die Nahrungsmittel sozusagen kalorienreicher als ohne Firmicuten.

Es gibt auch Darmbakterien, die in der Lage sind, Ballaststoffe so umzuwandeln, das aus ihnen verwertbare Kohlenhydrate werden. Dieser Effekt ist in Hinblick auf Übergewicht besonders tückisch.

Gelten Ballaststoffe doch als die Schlankmacher schlechthin. Sie sättigen, beschäftigen die Verdauung und haben keine Kalorien. Außerdem sollen sie Herzinfarkt, Verstopfung und allerlei andere Krankheiten verhindern.

Wenn man jedoch eine Menge Darmbakterien besitzt, die Ballaststoffe in Kohlenhydrate verwandeln können, ist der Effekt der Ballaststoffe ganz anders. Sie enthalten dann vergleichbar viel Kohlenhydrate wie Nudeln oder Brot, sie blähen den Darm auf und verursachen dadurch Bauchschmerzen. Aus der Gesundkost ist mit einem Mal ein schmerzfördernder Dickmacher geworden.

Es ist relativ einfach, festzustellen, ob man zu den Menschen gehört, bei denen Ballaststoffe in Dickmacher verwandelt werden. Wenn man nach dem Genuss von Vollkornprodukten, Kleieprodukten oder ballaststoffreichen Nahrungsergänzungsmitteln mit Bauchschmerzen und Blähungen reagiert, verwandelt man vermutlich die Ballaststoffe in dickmachende Kohlenhydrate.

In schlechten Zeiten ist es sehr wertvoll, wenn man zahlreiche Firmicuten hat oder Darmbakterien, die Ballaststoffe in Nahrung verwandeln können. So kann man wortwörtlich ins Gras beißen und trotzdem überleben, wenn andere Menschen schon lange verhungert sind.

In Zeiten des Überflusses und Übergewichtes sind die leistungsfähigen Darmbakterien jedoch eher schädlich, weil sie für noch mehr Übergewicht sorgen.

Die gute Nachricht ist: Wenn man wieder schlanker wird, werden die Firmicuten von selbst wieder weniger.

Hilfreich kann es auch sein, wenn man regelmäßig Jogurt isst. Probiotische Nahrungsmittel sollen diesen Effekt noch verstärken, wobei wissenschaftlich bisher nicht geklärt ist, ob sie dies auch in der versprochenen Weise tun.

Menschen mit der Fähigkeit Ballaststoffe zu verwandeln, sollten dauerhaft den Verzehr von Ballaststoffen möglichst gering halten.

Geringe Mengen leichte Vollkornprodukte werden meistens vertragen, ebenso Gemüseballaststoffe im natürlichen Gemüse.

Schlecht vertragen werden hingegen meistens schwere Vollkornprodukte in größeren Mengen, Kleie oder Ballaststoff-Kautabletten und dergleichen.

Die Reaktion des eigenen Bauches auf ein Nahrungsmittel ist im allgemeinen sehr aussagekräftig in Hinblick auf seine Verträglichkeit.

Die Tatsache, dass Ballaststoffe bei manchen Menschen Blähungen verursachen und das Übergewicht fördern, ist bislang nur wenig bekannt. Vor allem viele Ernährungsexperten sind bisher von der bedingungslosen Nützlichkeit der Ballaststoffe überzeugt und nötigen ihre Klienten zum Verzehr möglichst vieler Ballaststoffe. Lassen Sie sich davon nicht irre machen, falls Sie zu den Ballaststoffverwertern gehören.

Das neue Wohlfühlgewicht

Angesichts der zahlreichen Faktoren, die bei Frauen in den Wechseljahren zu Übergewicht führen können, wundert man sich kaum noch über die Gewichtszunahme vieler Frauen in diesem Alter.

Es stellt sich auch die Frage, welches Gewicht für Frauen in den Wechseljahren ein angemessenes Gewicht ist.

Viele Frauen wollen bis ins hohe Alter genau so viel wiegen wie mit Anfang zwanzig.

In den Medien und durch zahlreiche Gesundheitsexperten wird auch der Eindruck erweckt, dass ein gleichbleibendes Jugendgewicht bis ins Seniorenalter das einzig Richtige sei.

Vor den Zeiten des Schlankheits- und Jugendwahns galt es jedoch als völlig normal, wenn Menschen im Lauf der Jahrzehnte etwas zugenommen haben.

In gewisser Weise ist es also eine Frage des Zeitgeschmacks, wie man zu einer gewissen Gewichtszunahme in den Wechseljahren und später im Seniorenalter steht.

Für viele Frauen in den Wechseljahren stellt es zudem schon eine schwierige Herausforderung dar, die Gewichtszunahme zu begrenzen oder nach einer Gewichtszunahme das Gewicht zu halten.

Daher stehen Wechseljahrs-Frauen vor der Aufgabe, ihr persönliches Wohlfühlgewicht neu zu definieren.

Das Wohlfühlgewicht sollte eine gute Fitness, Beweglichkeit, Gesundheit und optimales Wohlbefinden ermöglichen.

Das erwünschte Aussehen und die Traum-Kleidergröße sind hier absichtlich ausgeklammert, denn das Gewicht, dass zum gewünschten Schönheitsideal passt, ist heutzutage bei den meisten schlank bis dünn. Viele Frauen jenseits der Vierzig fühlen sich bei einem Gewicht, dass dem schlanken Schönheitsideal entspricht aber nicht mehr fit und leistungsfähig. Andere kommen erst in schlanker Form an ihre volle Leistungsfähigkeit.

Das Wohlfühlgewicht ist also eine sehr individuelle Angelegenheit.

Weder Richtwerte, noch Messergebnisse oder Tabellen können die Bedürfnisse der einzelnen Frau so gut berücksichtigen, dass sie das persönliche Wohlfühlgewicht objektiv festlegen können.

Allerdings können manche Messergebnisse, wie beispielsweise Blutdruck, Blutfettwerte, Ruhepuls, EKG und dergleichen durchaus anzeigen, in welcher körperlichen Verfassung man ist.

Bei ungesunden Werten bewirkt oft schon regelmäßige Bewegung, dass sich die Werte verbessern, auch wenn das Abnehmen nicht gelingen sollte.

Ist Übergewicht ungesund?

Von vielen Gesundheitsexperten hört man fortwährend, dass jedes Übergewicht ungesund und eine Ursache für einen frühen Tod sei.

Doch inzwischen wurde in umfangreichen Studien das Gegenteil herausgefunden.

In Hinblick auf die Lebenserwartung haben leicht Übergewichtige bis zu einem BMI von 30 die besten Chancen lange zu leben.

Erst danach kommen die Normalgewichtigen und ihre Lebenserwartung.

Untergewichtige und mäßig Übergewichtige (BMI: 30 - 35) haben eine ganz leicht verringerte Lebenserwartung gegenüber den Normalgewichtigen.

Nur die stark Übergewichtigen mit einem BMI über 35 haben eine deutlich verkürzte Lebenserwartung.

Bei Betrachtung der Krankheitsanfälligkeit von Übergewichtigen zeigt sich ein ähnliches Bild.

Eine Studie untersuchte die Anzahl der Arztbesuche und die Dauer von Krankenhausaufenthalten.

Auch in dieser Studie zeigte sich, dass leicht und mäßig Übergewichtige etwa gleich viel ärztliche Behandlung brauchten wie Normalgewichtige.

Nur die stark Übergewichtigen brauchten mehr ärztliche Behandlung als Normalgewichtige.

Mit leichtem und mäßigem Übergewicht ist man also keineswegs automatisch kränker als mit Normalgewicht.

Nur wenn man starkes Übergewicht hat, ist dies häufig ein gesundheitliches Problem.

Es gibt also keine gesundheitlichen Gründe, warum man als gesunder Mensch bei leichtem oder mäßigen Übergewicht (bis BMI 35) unbedingt abnehmen muss.

Das gilt jedoch nicht, wenn man bereits an Diabetes, Bluthochdruck oder Arthrose erkrankt ist. Solche Erkrankungen können durchaus eine gewisse Gewichtsabnahme nahelegen.

Veranlagung zum Übergewicht

Übergewicht hängt zwar eindeutig von der Essmenge und der Bewegungsaktivität ab, wie wir gesehen haben, aber auch von zahlreichen anderen Faktoren, wie Hormone, Stress oder Schlafdauer ab.

Ein wesentlicher Faktor für die Neigung zu Übergewicht ist auch die angeborene Veranlagung.

In mehrerer Hinsicht erbt man von seinen Eltern die Veranlagung, ob man zu Übergewicht neigt oder nicht.

Dass es die Vererbung ist und nicht etwa die Ernährung in der Kindheit und das Vorbild der Eltern, hat man unter anderem dadurch herausgefunden, dass die Figur von Pflege- und Adoptivkindern eher der ihrer leiblichen Eltern ähnelt als der ihrer Pflegeeltern.

Körperbautypen

Wenn man sich die Menschen anschaut und auf ihren Körperbau achtet, werden schnell erhebliche Unterschiede deutlich.

Die Menschen sind nicht nur unterschiedlich groß, sondern haben auch einen unterschiedlich breiten Körperbau.

Es gibt zierliche Menschen mit einem Knochenbau, der an zarte Vögelchen erinnert, lange, schlanke Menschen zu denen die Bezeichnung Bohnenstange durchaus passt oder untersetzte Menschen, deren schwere Knochen breit und bullig wirken.

Die schmalen Menschen können häufig so viel essen wie sie wollen, ohne je zuzunehmen. Die breiten Menschen neigen zum Fettansatz, selbst wenn sie nur wenig essen.

Diese Unterschiede treten in allen denkbaren Abstufungen auf. Die meisten Menschen finden sich etwa in der Mitte wieder.

Nur wenige Menschen sind extrem schmalgliedrig oder extrem untersetzt. Bei vielen ist jedoch eine mehr oder weniger ausgeprägte Tendenz zu beobachten.

Die Unterschiede im grundsätzlichen Körperbau wurden schon in der Antike beobachtet.

Heute noch bekannte Bezeichnungen erhielten die Körperbautypen vom Psychiater Ernst Kretschmer Anfang des 20. Jahrhunderts.

Er unterschied zwischen:

- schmalgliedrigen, schlanken Leptosomen
- muskulösen, mitteldicken Athletikern
- untersetzten, zu Fettansatz neigenden Pyknikern

Inzwischen gibt es weitere Typisierungen, die aber letztlich immer zwischen schmalen und breiten Menschen unterscheiden.

Das momentane Schönheitsideal favorisiert vor allem den hochgewachsenen leptosomen Typ mit langen, schmalen Gliedmaßen. Von Models wird erwartet, dass sie so geformt sind.

Bei Männern werden auch kräftige Athletiker als schön empfunden, bei Frauen sollten als Athletiker veranlagte Frauen möglichst schlank bleiben, um als schön wahrgenommen zu werden.

Pyknisch veranlagte Menschen haben beim aktuellen westlichen Schönheitsideal kaum Chancen als wohlgeformt betrachtet zu werden. Selbst wenn sie sich knochig dünn hungern, werden sie nie so schmalgliedrig werden, wie es von Models erwartet wird.

Das bedeutet jedoch nicht, dass pyknisch veranlagte Menschen dazu verdammt sind, dick zu werden. Auch Pykniker können schlank sein und bleiben, aber ihre Schlankheit ist etwas breiter als die der Leptosomen.

Außerdem ist es für Pykniker mühsamer, eine schlanke Figur zu erlangen. Sie fühlen sich körperlich oft wohler und leistungsfähiger, wenn sie etwas mollig sind. Daher spricht einiges dafür, die eigene Veranlagung zu akzeptieren und das Beste für das eigene Wohlbefinden daraus zu machen.

Gute und schlechte Futterverwerter

Dass es gute und schlechte Futterverwerter gibt, war schon unseren Großeltern bekannt.

Doch in den sechziger und siebziger Jahren des 20. Jahrhunderts wurden diese Unterschiede von Ernährungsexperten vehement verleugnet.

Inzwischen ist es aber unbestritten, dass manche Menschen bei gleicher Nahrungszufuhr und Bewegungsintensität zu- und andere abnehmen.

Dass Maß der Futterverwertung ist teilweise angeboren und teilweise erworben. Außerdem tragen verschiedene Faktoren dazu bei.

Ein wichtiger Faktor für die Futterverwertung ist der Grundumsatz, also der Kalorienverbrauch ohne Bewegung.

Er ist teilweise angeboren und hängt teilweise von der aktuellen Muskelmasse, der Diätvergangenheit, den Schilddrüsenhormonen und diversen anderen Faktoren ab.

Wichtig ist auch das Ausmaß, mit dem die gegessene Nahrung verwertet wird.

Im Kapitel "Ungünstige Darmbakterien" (ab Seite 54) wird beschrieben, wie die Darmbakterien dafür sorgen können, dass die Nahrung besonders gut verwertet wird. Sogar Ballaststoffe können von manchen Menschen in kalorienreiche Kohlenhydrate verwandelt werden.

Aber auch schon viel harmloser erscheinende Phänomene erhöhen die Verwertung der Nahrungsmittel im Körper.

Auf Nahrungsmittel, die man häufig isst, stellt sich der Körper ein und kann sie optimal aufschlüsseln und ihre Nährstoffe nutzen.

Eigentlich ist das eine sehr nützliche Fähigkeit des Körpers, aber wenn man abnehmen will, ist es eher unpraktisch.

Gegen die Lernfähigkeit des Körpers bei bekannten Nahrungsmitteln hilft es, wenn man sehr abwechslungsreich isst. Wenn man dem Körper immer wieder etwas Neues bietet, muss er sich ständig auf neue Nahrungsmittel einstellen und verwertet sie nicht optimal.

Dieser Aspekt trägt auch zum kurzfristigen Funktionieren vieler Diäten bei. Sofern man sich im Rahmen der Diät anders ernährt als sonst, nimmt man zügig ab. Daher funktioniert beispielsweise die Kohlsuppendiät gut bei Menschen, die sonst nie Kohlsuppe essen. Bei Menschen, die sowieso regelmäßige Gemüsesuppen mit Kohl essen, funktioniert diese Diät kaum. Allerdings wirkt dieser Effekt immer nur kurzfristig, bis man sich an die Nahrungsmittel der Diät gewöhnt hat.

Eine nachhaltige Wirkung hat der Abwechslungseffekt nur, wenn man seine Ernährung immer wieder durch neue oder andere Speisen umstellt.

Da aber jeder mehr oder weniger ausgeprägte Ernährungsvorlieben hat, kann der Abwechslungseffekt in der Praxis nur teilweise genutzt werden. Es bringt aber auch schon etwas, wenn man ein wenig mehr Abwechslung in seinen Speiseplan bringt.

Möglicherweise bringen die Lebensjahre auch einen gewissen Lerneffekt des Körpers, was die Ausnutzung der Nahrung angeht. Das wäre ein zusätzlicher Erklärungsansatz, warum viele Menschen ab dem mittleren Lebensalter Schwierigkeiten haben, ihr Gewicht zu halten. In diesen Bereichen muss jedoch noch viel geforscht werden, um eindeutige Erkenntnisse zu gewinnen.

Angeborene Gelüste?

Nicht nur rein körperliche Aspekte in Hinblick auf Fettansatz und Nahrungsverwertung sind angeboren, sondern vermutlich auch der Appetit.

Manche Menschen haben insgesamt mehr Appetit und Freude am Essen.

Andere haben vor allem Appetit auf spezielle Nahrungsmittel. Hier kann man insbesondere Menschen unterscheiden, die ganz verrückt auf Süßigkeiten sind und andere, denen Süßigkeiten weitgehend egal sind.

Es gibt aber auch Vorlieben für deftige Nahrung, fettige Nahrung, scharfe Nahrung und auch für Salat oder Obst.

Möglicherweise treten ein großer Appetit und die Neigung zum Fettansatz häufig gemeinsam auf oder auch ein geringer Appetit und die Neigung zu einer schlanken Figur. Zumindest entsteht leicht dieser Eindruck, wenn man dicke und dünne Menschen und ihre Essgewohnheiten betrachtet.

Es gibt aber auch übergewichtige Menschen, die schon immer sehr wenig essen und schlanke Menschen, die mit Leidenschaft große Nahrungsmengen vertilgen. Diese Menschen müssen dann oft als Beispiele herhalten, dass es mit dem Thema Essen und Übergewicht nicht so eindeutig ist, wie es zunächst scheinen mag.

Außerdem gibt es pyknisch veranlagte Menschen, die dank geringem Appetit ihr Gewicht halten können und leptosom veranlagte Menschen, die aufgrund ihres großen Appetits ein paar kleine Fettpolster haben. Diese Menschen fallen meistens nicht weiter auf, sodass sie bei der allgemeinen Vorstellung über die Auswirkungen von Veranlagung und Appetit auf das Körpergewicht keine wesentliche Rolle spielen.

Einige Studien haben herausgefunden, dass übergewichtige Menschen im Durchschnitt weniger Kalorien zu sich nehmen als schlanke Menschen. Das hängt möglicherweise damit zusammen, dass der Stoffwechsel vieler Übergewichtiger durch zahlreiche Diäten deutlich abgesenkt wurde.

Über den Appetit sollte man übrigens wissen, dass er kaum vom Bewusstsein gesteuert werden kann (siehe Seite 67). Es ist also keine Sache eines starken Willens, ob man wenig oder viel isst.

Erworbene Gelüste

Nicht alle Gelüste sind angeboren. Viele Geschmacksvorlieben werden im Laufe des Lebens erworben.

Das fängt schon mit der Flaschennahrung an. Säuglinge, die mit Flaschenmilch aufgezogen werden, haben häufig für den Rest ihres Lebens eine Vorliebe für Süßes und Vanille-Aroma. Das liegt daran, dass die Flaschenmilch relativ süß ist und mit Vanillegeschmack gewürzt wird. Im späteren Leben wirkt sich das dann beispielsweise so aus, dass man sogar bei Ketchup die Sorten bevorzugt, denen Vanille zugesetzt wurde.

Viele Nahrungsmittelarten haben eine Vorliebe auf diese Nahrungsmittelarten zur Folge, wenn man sie in größeren Mengen zu sich nimmt. Das gilt besonders für süße Nahrung und für fette Nahrung.

Auch an den Geschmack von manchen Würzaromen gewöhnt man sich und beispielsweise auch an den Geschmacksverstärker Glutamat.

Geschmacksvorlieben gehen häufig so weit, dass sie einen gewissen Suchtcharakter haben. Das ist auch das Fatale daran, wenn man sich zu sehr an Fastfood, Süßigkeiten oder Salzsnacks gewöhnt hat. Man kommt kaum noch von ihnen los.

Bei manchen Nahrungsmittelsüchten braucht man eine Art Entzug, um wieder einen freien Appetit erleben zu können.

Besonders verbreitet ist die Süßigkeitensucht. Um von ihr loszukommen sollte man für eine Weile vollständig auf Süßigkeiten verzichten. Auch süße Getränke und Trockenobst sollte man meiden. Frisches Obst kann man auf Wunsch morgens und mittags essen, abends könnte es eventuell zu Heißhunger führen. Wenn man diesen Süßigkeitenverzicht ein bis zwei Monate durchgehalten hat, kann man ganz allmählich wieder versuchen, wie oft man Süßes essen darf, ohne rückfällig zu werden.

Gendefekte

Bei manchen Menschen besteht nicht nur eine gewisse Veranlagung zum Übergewicht, sondern ein richtiger Gendefekt. Solche Gendefekte sind jedoch extrem selten.

Die meisten Menschen, die von sich glauben, dass ihr Übergewicht mit den Genen zusammenhängt, sind nicht von einem solch schwerwiegenden Gendefekt betroffen, sondern haben schlichtweg eine Veranlagung zum Übergewicht.

Bei Gendefekt kommt es beispielsweise zu einer Fehlsteuerung im Hungerzentrum des Gehirns. Diese Menschen haben immer starken Hunger und fühlen sich nie satt. Meistens nehmen die betroffenen Menschen schon im frühen Kindesalter extrem zu. Wer erst in den Wechseljahren deutlich zunimmt, ist von einem solchen Gendefekt mit Sicherheit nicht betroffen.

Dann gibt es bei einigen Menschengruppen noch eine besonders starke Veranlagung zu Übergewicht, deren Intensität etwa zwischen einer normalen Veranlagung und einem Gendefekt liegt. Es handelt sich aber nicht um einen Defekt, sondern um eine besonders gelungene Anpassung an schwierige Bedingungen.

Die betroffenen Menschengruppen stammen meist aus Gegenden, in denen es häufig zu starken Hungersnöten kam. Manche Indianerstämme sind davon betroffen, zahlreiche Südseeinsulaner, einige afrikanische Völker und erstaunlicherweise auch eine Bevölkerungsgruppe aus Mecklenburg-Vorpommern. Bestimmt werden in den nächsten Jahren noch weitere Menschengruppen gefunden, die eine so besonders starke Anpassung auf schlechte Zeiten haben.

Wenn die Nahrung knapp ist, sind die betroffenen Menschen rank und schlank. Dank ihrer Gene können sie auch ausgeprägte Hungerzeiten recht gut überstehen.

Sobald es aber genug zu essen gibt, nehmen diese Menschen sehr stark zu. Wenn sie ihrem natürlichen Appetit folgen, werden sie meistens stark fettsüchtig und nicht nur leicht übergewichtig.

Um erfolgreich abzunehmen und schlank zu bleiben, müssen die betroffenen Menschen auf eine sehr karge Kost umsteigen und sich regelmäßig bewegen.

Bei ihnen findet sozusagen in verstärkter Form das Gleiche statt, wie bei nicht betroffenen Frauen in den Wechseljahren.

Veranlagung wirkt erst in mittleren Jahren?

Viele Frauen sind ihr ganzes Leben lang ohne größere Anstrengungen schlank und nehmen dann plötzlich in den Wechseljahren erheblich zu.

Obwohl früher eventuelle Urlaubskilos problemlos wieder verschwanden, gelingt es auf einmal kaum noch die neuen Fettpolster wieder los zu werden.

Andere Frauen halten auch in den Wechseljahren problemlos ihr Gewicht, obwohl sie essen, was sie wollen und nicht übermäßig sportlich sind.

Ob es wohl eine Veranlagung gibt, die eine Frau erst in mittleren Jahren zunehmen lässt?

Es scheint fast so.

Doch wenn man weiß, auf wie vielfältige Weise die Wechseljahre die Entstehung von Übergewicht fördern, dann ist das Phänomen des Übergewichtes in mittleren Jahren einfach zu erklären.

Die Veranlagung der betroffenen Frauen für Übergewicht liegt vermutlich im mittleren Bereich.

So lange sie jung sind, reicht ihre Bewegungsintensität aus, um die Nahrungskalorien zu verbrauchen.

Wenn dann in den Wechseljahren die Hormonveränderungen, die fehlenden Eisprünge, die abnehmende Muskelmasse und all die anderen beschrieben Faktoren wirksam werden, verschiebt sich das bisherige Gleichgewicht in Richtung Gewichtszunahme.

Dadurch entsteht der Eindruck, dass die Veranlagung der betroffenen Frauen eine Gewichtszunahme erst in mittleren Jahren begünstigt.

Abnehmen oder Gewicht akzeptieren?

Wenn man bedenkt, dass leichtes Übergewicht gar nicht so gesundheitsschädlich und unnatürlich ist, wie immer behauptet wird, könnte die Frage aufkommen, ob Abnehmen wirklich die richtige Entscheidung ist.

Manche Frauen in den Wechseljahren fühlen sich vielleicht am wohlsten, wenn sie ein gewisses Übergewicht an sich akzeptieren. Dann bleibt immer noch die möglicherweise schwierige Aufgabe, das neue Wohlfühlgewicht zu halten.

Andere Frauen in den Wechseljahren wollen zwar aus verschiedenen Gründen wieder abnehmen, aber haben als neues Zielgewicht nicht unbedingt die Schlankheit die Jugend, sondern ein Gewicht zwischen jetzt und damals.

Wieder andere wollen um jeden Preis wieder so schlank werden, wie sie in jungen Jahren waren. Dieses ambitionierte Ziel kann einiges an Geduld, sportlichen Anstrengungen und dauerhaftem Verzicht erfordern.

Abnehmen in den Wechseljahren ist nämlich für die meisten Frauen erheblich schwieriger als zuvor.

Wenn man die besonderen Abnehmhindernisse dieser Lebensphase kennt, kann man jedoch einiges dafür tun, dass das Abnehmen auch in den Wechseljahren gelingt.

Ernährung in den Wechseljahren

Wenn man in den Wechseljahren abnehmen will, ist es wichtig, die Hormonsituation ins Gleichgewicht zu bringen und weitere Abnehmhindernisse möglichst abzubauen.

Doch um eine bewusste Ernährung kommt kaum eine Frau in den Wechseljahren herum, wenn sie abnehmen will.

Anders als in jungen Jahren reicht es in den Wechseljahren nicht mehr, einfach vorübergehend etwas weniger zu essen, um wieder schlank zu werden. Die alten Abnehm- und Schlankbleib-Methoden funktionieren meistens nicht mehr.

Ein gründliches Wissen darüber, wie Nahrung im Körper funktioniert, kann dabei helfen, sich gezielt figurfreundlicher zu ernähren.

Dabei geht es nicht um eine generelle Kasteiung und Verzicht an allen Ecken und Enden, sondern um möglichst wenig Verzicht, damit der Genuss nicht zu kurz kommt.

Nahrung als Energieträger und Baumaterial

Wir Menschen brauchen Energie um zu leben und Baumaterial, um zu wachsen und Schäden zu reparieren. Das Gleiche gilt natürlich für alle Lebewesen.

Sowohl Energie als auch Baumaterial beziehen wir in erster Linie aus der Nahrung, die wir essen.

Unsere Nahrung setzt sich aus energiereichen Bestandteilen zusammen, den sogenannten Nährstoffen.

Die Energiemenge, die diese Nährstoffe enthalten, wird offiziell in Joule angegeben. Gebräuchlicher ist jedoch die alte Angabe in Kalorien.

Mit einer Kalorie kann man ein Gramm Wasser um ein Grad erhitzen. Mit einer Kilokalorie gelingt diese Erhitzung für ein Kilogramm.

Üblicherweise meint man Kilokalorien, wenn man davon spricht, wie viele Kalorien ein bestimmtes Nahrungsmittel hat.

Die drei Hauptnährstoffe, auch Makronährstoffe genannten, sind:

- Kohlenhydrate
- Fette
- Eiweiße

Die Menge an Makronährstoffen, die man zu sich nimmt, sind die wesentlichen Faktoren bei der Ernährung dafür, ob man zunimmt oder abnimmt.

Außer den Makronährstoffen gibt es auch die sogenannten Mikronährstoffe. Bei ihnen handelt es sich um Substanzen, die nur in kleinen Mengen vorkommen, die der Körper aber braucht, um gesund zu bleiben.

Die Mikronährstoffe beinhalten keine Kalorien, sie machen also nicht dick oder satt.

Typische Mikronährstoffe sind:

- Vitamine
- Mineralsalze
- Spurenelemente
- Enzyme
- Sekundäre Pflanzenwirkstoffe

Außerdem sind in unserer Nahrung Wasser und unverdauliche Bestandteile enthalten, beispielsweise die Ballaststoffe (werden manchmal auch in Kohlenhydrate verwandelt).

Beim Abnehmen kommt es in erster Linie darauf an, nicht zu viel Makronährstoffe zu sich nehmen, damit der Körper seine Energiereserven (Fettpolster) verbraucht.

Damit man beim Abnehmen gesund bleibt, ist es außerdem sehr wichtig, trotz leicht verringerter Energiemenge genügend Mikronährstoffe zu sich zu nehmen.

Ganz wichtig ist es für das erfolgreiche Abnehmen natürlich auch, den Energieverbrauch im Körper anzukurbeln, einerseits dadurch, dass man Auswirkungen der Wechseljahre auf den Energieverbrauch minimiert und andererseits durch Bewegung (siehe ab Seite 147).

Auf den folgenden Seiten geht es um die Auswirkungen der Nahrung auf den Körper.

Übermächtiger Appetit

Der Appetit und das darauf folgende Essverhalten kann nur schlecht vom Bewusstsein gesteuert werden. Appetit und Hunger entstehen und wirken in sehr alten Bereichen des Gehirns, die weitgehend dem Unterbewusstsein unterliegen.

Daher ist es eigentlich völlig normal, dass viele Menschen immer wieder Nahrungsmittel essen, die sie aus Vernunftsgründen eher meiden wollen.

Das Unterbewusste ist schlichtweg stärker als das Bewusstsein. Man kann sich das mit dem Drang zum Atmen gut demonstrieren. Wenn man die Luft anhält, wird der Drang zum Atmen immer stärker. Irgendwann holt man unwillkürlich Luft, ob man will oder nicht.

Nur wenige Menschen können ihren Appetit nahezu vollständig mit ihrem Bewusstsein steuern. Das sind beispielsweise Magersüchtige. Bei ihnen liegt aber ein Problem mit dem Appetit und eine krankhafte Ernährungsstörung vor. Im Folgenden geht es daher um die normale Funktionsweise des Appetits.

Beim Essen wirkt sich der unbewusste Drang des Appetits sogar so aus, dass man nach einer starken Unterdrückungsphase zu unkontrollierbaren Essanfällen neigt. Man isst dann sehr viel mehr, als man normalerweise essen würde, wenn man dem Appetit frühzeitig folgt.

Natürliche Schlankesser und Asketen

Warum gibt es dann aber zahlreiche Menschen, die niemals unkontrollierte Essanfälle erleben, kaum unter drängendem Heißhunger nach Dickmachern leiden und nur selten bei ihrer Ernährung "sündigen"?

Bei vielen dieser Menschen ist schlichtweg der Appetit auf Dickmacher gering ausgeprägt. Einige von ihnen mögen zwar durchaus hin und wieder ein Stück Schokolade, aber sie träumen weder davon, noch werden sie unzufrieden und unruhig, wenn sie keine bekommen. Sie verspüren auch kaum den unwiderstehlichen Drang, gleich die ganze Tafel zu verschlingen.

Häufig sind diese Menschen sehr stolz auf ihre gesunde Ernährung und strafen übergewichtige Menschen mit viel Verachtung. Dabei sollten die Menschen mit fehlendem Drang zu Dickmachern eher dankbar für ihre Veranlagung sein, denn ihnen fällt es schlichtweg leichter, sich schlank zu ernähren.

Manche Menschen haben auch eine ausgeprägte Neigung, sich zu kasteien. Sie würden zwar gerne die ganze Tafel Schokolade verschlingen, aber sie verbieten es sich mit aller Kraft. Einige dieser Menschen sind überzeugte Asketen und betrachten diese Einstellung als ethisch und moralisch einzig richtig. So lange sich die Betroffenen an ihrer Askese erfreuen, ist nicht dagegen einzuwenden. Wenn sie aber versuchen,

Nichtasketen zu missionieren und ihnen Verachtung entgegenbringen, ist dieses Verhalten durchaus in Frage zu stellen.

Leider finden sich unter den Ernährungsexperten, Ökotrophologen, Diätpäpsten und anderen Gesundheitspredigern sehr viele Menschen mit einer Neigung zu Askese und ausgeprägtem Missionsdrang.

Übergewichtigen Menschen mit einem normalen Appetitverhalten bringt die Begegnung mit solchen Asketen in der Regel nur ein schlechtes Gewissen, Selbstverachtung, hochgradigen Diätfrust und mittelfristig noch mehr Übergewicht durch den Jojo-Effekt.

Essattacken verhindern

Doch nun stellt sich die Frage, wie sich Menschen mit einem natürlichen Appetit auf kalorienreiche Nahrungsmittel vor Essattacken schützen können.

Die Essanfälle kann man vermeiden, wenn man seine Vorlieben und Bedürfnisse in seine Essensplanung integriert.

Beispielsweise sollte sich ein ausgeprägter Schokoladenliebhaber hin und wieder eine Schokolade erlauben. Bei einigen funktioniert es am besten, wenn man häufig ein kleines Stück isst, bei anderen klappt es besser, wenn man nur selten eine größere Menge erlaubt.

Man kann es auch mit Bitterschokolade versuchen, weil diese weniger Zucker enthält. Für manche Menschen ist Bitterschokolade eine gute Alternative, anderen fehlt hier das gewisse Etwas.

Das Gleiche gilt beispielsweise für Pizza, fetten Käse, fette Wurst, Schweinshaxen, Sahnetorten und dergleichen.

Wenn Ihnen eine kalorienreiche Nahrung sehr am Herzen liegt, verbieten Sie diese nicht vollständig für immer, sondern versuchen Sie Wege zu finden, wie Sie hin und wieder in den Genuss ihrer kalorienreichen Nahrungsmittel kommen können.

Man muss beispielsweise nicht immer eine ganze Pizza essen, um zufrieden zu sein. Viele Pizzaliebhaber sind schon sehr glücklich, wenn sie eine halbe Pizza und dazu eine Portion Salat essen können. So kommt man in den Genuss seiner Lieblingsspeise und hat dennoch nicht zu viele Kalorien zu sich genommen.

Außerdem sind es oft gar nicht nur die vielen Kalorien, die an einem bestimmten Nahrungsmittel so sehr munden. Häufig ist es eine bestimmte Würze, ein Mundgefühl oder das knusprige Krachen beim Draufbeißen.

Daher kann es helfen, wenn man beispielsweise Pellkartoffeln so würzt wie Pommes frites. Knuspriges Krachen kann man außer bei fettigen Chips auch bei Salzstangen erleben oder gar bei Stangensellerie.

Finden Sie heraus, was Sie an Ihren kalorienreichen Lieblingsspeisen besonders mögen und überlegen Sie, wie Sie den gleichen Genuss auch kalorienärmer erreichen können.

Die kalorienarmen Lieblingsspeisen kann man natürlich hemmungslos genießen. Das sollte man auch tun, um mit dem Essen möglichst zufrieden zu sein.

Diäten machen dick

Die meisten Diäten machen auf Dauer dick.

Inzwischen hat sich diese Erkenntnis herumgesprochen, doch trotzdem werden überall und ständig Diäten propagiert um abzunehmen.

Ob es daran liegt, dass Diäten einen mehr oder weniger schnellen Abnehmerfolg versprechen und anschließend wieder den bisherigen Lebenswandel?

Neue Diäten werden meistens auch mit vermeintlich neuen Erkenntnissen über das Abnehmen vorgestellt. Das mag die wundersame Wirkung von Fatburnern, die Berücksichtigung des glykämischen Index, der Blutgruppe, der Fettpunkte, der Tageszeit, der Nährstofftrennung oder gar einer ganzen Gruppe von Blutwerten sein. Fast immer heißt es, dass alle bisherigen anderen Diäten verkehrt seien, aber dank der neuen Erkenntnis sei die aktuell vorgestellte Diät eine wundersame Möglichkeit, ohne Jojo-Effekt blitzeschnell abzunehmen.

So funktioniert der Jojo-Effekt

Durch eine ausgeprägte Kalorienreduktion oder eine sehr einseitige Ernährung wird der Stoffwechsel jedoch prinzipiell auf schlechte Zeiten umgestellt. Im Extremfall wird sogar der fatale Hungerstoffwechsel aktiv (siehe Seite 84).

Dadurch wird anstatt Fett vor allem Muskelmasse abgebaut, um angesichts der vermeintlichen Hungersnot Energie einzusparen. Auch sonst wird der Stoffwechsel verlangsamt.

Zwar verliert man auf die Weise Gewicht aber nur relativ wenig der ungeliebten Fettpolster.

Sobald die Diät beendet ist, holt der Körper die mangelnde Nahrungsversorgung nach und lagert noch viel mehr Fett ein, um bei einer künftigen Hungersnot (Diät) noch besser gerüstet zu sein.

Durch die fehlenden Muskeln und den herabgesetzten Stoffwechsel nimmt man selbst bei dauerhaft verringerter Nahrungsaufnahme schnell wieder zu.

Etwa ein Jahr nach einer erfolgreichen Diät wiegen die Meisten mehr als vor der Diät.

Viele der Betroffenen machen dann wieder eine Diät, nehmen ab und nehmen anschließend noch mehr wieder zu. Auf Dauer werden diese Menschen immer dicker, nach jeder Diät etwas mehr.

Das Gewicht bewegt sich also immer wieder aufwärts und abwärts, wie bei einem Jojo.

Daher wird dieses Ab- und Zunehm-Phänomen Jojo-Effekt genannt.

Diätversprechen gegen den Jojo-Effekt

Dass es den Jojo-Effekt gibt, hat sich inzwischen natürlich auch bei den Diäterfindern herumgesprochen.

Daher versprechen sie, dass mithilfe ihrer speziellen Diät kein Jojo-Effekt auftritt und der Stoffwechsel stattdessen angekurbelt wird.

Bei einigen Diäten gibt es zu diesem Zweck bestimmte Nahrungsmittel-Mixturen, bei anderen Homöopathika, besondere Nahrungsmittel oder bestimmte Esszeiten, die anregend auf den Stoffwechsel wirken sollen.

All diesen Versprechungen gegenüber sollte man skeptisch sein. Skepsis ist vor allem dann abgebracht, wenn das Abnehmen schnell gehen soll.

Um den Jojo-Effekt zu verhindern, hilft es ausschließlich, langsam abzunehmen.

Aber selbst langsames Abnehmen kann eine erneute Gewichtszunahme nicht verhindern, wenn man nach der Diät wieder mehr isst als man verbraucht.

Langsame Ernährungsumstellung

Die einzig wirksame Methode, um dauerhaft schlank zu bleiben, ist eine dauerhafte Ernährungsumstellung.

Diese Tatsache ist keine ganz neue Erkenntnis und man hört und liest sie schon an jeder Ecke.

71

Doch häufig klingen die Vorschläge für solch eine Ernährungsumstellung wie "strenge Diät auf Lebenszeit".

Viele Experten, die eine Ernährungsumstellung propagieren, gehören zu den missionarischen Asketen und nutzen die Gelegenheit, um den Übergewichtigen eine gänzlich andere Ernährungsweise nahe zu bringen.

Künftig sollen nur noch gesunde und selbst gekochte Mahlzeiten auf den Tisch mit viel Gemüse, Salat, Obst und vor allem ausschließlich Vollkornprodukten. Fleisch und Milchprodukte nur in magerer Form und keinesfalls Süßigkeiten oder ein Gläschen Wein.

Je nach Ernährungskonzept soll die künftige Dauerernährung ausschließlich roh, ausschließlich gekocht, sehr fettarm oder sehr kohlenhydratarm sein.

Um die propagierte Ernährungsweise durchzusetzen, wird nicht nur vor den schlimmen Folgen des Übergewichts gewarnt, sondern auch davor, dass man unweigerlich schwer krank werden würde, wenn man weiterhin das isst, was einem am besten schmeckt. Nur die strenge Ernährungsweise wäre in der Lage den Betroffenen zu neuer Gesundheit zu verhelfen.

Oft sind die Argumente der jeweiligen Ernährungsverfechter so überzeugend, dass viele Menschen ihnen glauben und ihre Ernährung entsprechend umstellen. Menschen mit einer asketischen Neigung bleiben dann häufig bei der neuen, strengen Ernährungsweise, die Mehrzahl bricht den Versuch aber nach mehr oder weniger kurzer Zeit ab und ernährt sich wie vor der Ernährungsumstellung.

Manche Menschen brauchen auch strenge Regeln eines Experten, um zu einer Ernährungsumstellung bereit zu sein. Wer sich von strengen Regelwerken angezogen fühlt, wird möglicherweise mit einer solchen Ernährungsvorschrift glücklich und schlank. Die Betroffenen brauchen sich vom Rest dieses Kapitels nicht angesprochen fühlen.

Damit eine Ernährungsumstellung auch bei Nicht-Asketen und ohne Vorliebe für strenge Regeln dauerhaft funktioniert, sollte die Umstellung einige wichtige Eigenschaften haben:

- Allmähliche Umstellung
- Zeit lassen beim Abnehmen
- Berücksichtigung der persönlichen Vorlieben
- Individuelle Verträglichkeit
- Eingeplante Sünden

- Ausreichende Sättigung
- Alle wichtigen Nährstoffe
- Berücksichtigung der Lebensweise

Da die einzelnen Aspekte sehr wichtig sind, werden sie nachfolgend erklärt.

Allmähliche Umstellung

Zwar könnte man seine Ernährung von heute auf morgen komplett umstellen, aber meistens kommt die Psyche nur schlecht damit klar.

Leichter ist es, wenn man seine Ernährung nach und nach umstellt.

Einerseits ist das Gefühl von Verzicht nicht so stark, wenn man einige vertraute Ernährungsgewohnheiten zunächst beibehalten kann.

Andererseits findet man meistens erst im Laufe der Zeit heraus, welche neuen Nahrungsmittel einem gut schmecken und gut bekommen und welche Versuche eher Irrtümer sind.

Die erste Stufe einer Ernährungsumstellung könnte beispielsweise so aussehen:

Man findet zunächst heraus, was die schlimmsten persönlichen Ernährungssünden sind, beispielsweise Süßigkeiten am späten Abend. Diese Ernährungsfehler reduziert man dann spürbar, beispielsweise nur noch die Hälfte der Süßigkeiten oder nur noch einmal in der Woche.

Dann könnte man ausprobieren, wie man sich beispielsweise mit mehr Salat oder mehr Gemüse fühlt. Man kann es auch mit einem verlockenden Obst versuchen.

Häufig bringt schon diese relativ geringe Änderung eine gewisse Gewichtsabnahme ganz ohne Hungern und strengen Verzicht.

Wenn man die neue Ernährungsweise eine Weile durchgehalten hat, dann kann man sich auch dafür belohnen, beispielsweise mit einem Saunabesuch, neuen Kleidern, einem Besuch bei der Kosmetikerin, einem Ausflug oder Tanzen gehen. Hauptsache man hat Freude daran.

Etwa acht Wochen nach der Änderung der Essgewohnheiten hat man sich innerlich umgewöhnt. Eine neue Gewohnheit ist entstanden.

Wenn die Umstellung richtig für einen persönlich war, wird es nicht mehr schwer fallen, sich zukünftig daran zu halten.

Sogar der Geschmack kann sich durch eine Ernährungsumstellung ändern. Manche Menschen mögen es gar nicht mehr so süß oder so fett, wenn sie eine Weile anders gegessen haben.

Häufig reicht die erste Runde kleiner Ernährungsänderungen in den Wechseljahren nicht aus, um dauerhaft so viel abzunehmen, wie man gerne möchte. Nacht Anfangserfolgen stockt das Gewicht bei vielen Frauen.

Dann ist es Zeit für die zweite Runde der Ernährungsumstellung.

Wieder heißt es, nach den schlimmsten Ernährungsfehlern zu suchen und diese zu vermeiden oder zu reduzieren.

Außerdem sollte man neue Experimente mit kalorienarmer Nahrung wagen und seinen Speisezettel erweitern.

Manche Menschen sind bei solchen Versuchen ganz überrascht, was ihnen so alles schmeckt, beispielsweise Fisch oder bislang unbekanntes Gemüse oder Obst.

Schritt für Schritt kann man so im Laufe der Jahre seine Ernährung weiter umstellen, bis man der Überzeugung ist, sich optimal für den persönlichen Bedarf zu ernähren.

Damit man den persönlichen Bedarf einschätzen kann, ist es hilfreich, über Ernährung und Nahrungsmittel gut Bescheid zu wissen und zwar möglichst auf dem neuesten Stand der Forschung.

Eine plötzliche Ernährungsumstellung kann übrigens entgegen aller obigen Argumente Sinn machen, wenn man dabei in eine völlig neue Umgebung kommt. Wenn man beispielsweise eine Kur macht, bei der man an eine andere Ernährung herangeführt wird, dann kann auch die plötzliche, vollständige Umstellung sinnvoll sein.

Zeit lassen beim Abnehmen

Auch bei einer Ernährungsumstellung, die dem Abnehmen dient, sollte man sich mit dem Abnehmen unbedingt Zeit lassen.

Zu schnelles Abnehmen hat einerseits zwangsläufig einen Jojo-Effekt zur Folge. Beim schnellen Abnehmen verliert man nämlich mehr Muskelmasse als Fett und deshalb wird der Grundumsatz (Energiebedarf) gesenkt. Selbst wenn man viel Sport treibt und eiweißreich isst, werden verstärkt Muskeln abgebaut, anders als bei vielen Diäten behauptet wird.

Auch weitere Faktoren im Stoffwechselbereich tragen beim schnellen Abnehmen zur Senkung des Grundumsatzes bei.

Außerdem entsteht beim schnellen Abnehmen schlaffe und schlackernde Haut. Die Haut und das Bindegewebe haben nämlich nicht genug Zeit, um mit den schwindenden Fettpolstern und Muskeln mit zu schrumpfen. Daher bleibt die Haut fast so wie im dicken Zustand und hängt dann locker um den Körper herum. Im Bauchbereich kann sich eine sogenannte Schürze bilden.

Die schlaffe Haut kann man zwar mit geeigneten Kleidungsstücken kaschieren, aber wenn man sich auszieht, sieht man möglicherweise hässlicher aus als im prallen, dicken Zustand.

Wenn man sich hingegen beim Abnehmen genügend Zeit lässt, kann auch die Haut und das Bindegewebe mit schrumpfen und straff bleiben.

Für eine straffe Haut hilft es übrigens, wenn man sie regelmäßig einölt oder fettreich eincremt und anschließend etwas massiert. Auch regelmäßiger Sport hilft dabei, straff zu werden oder zu bleiben.

Schnelles Abnehmen kann auch die Entstehung von Gicht und Gallensteinen fördern. Insofern ist schnelles Abnehmen richtig gesundheitsschädlich.

Ein vernünftiges Maß zum Abnehmen sind maximal zwei Kilo pro Monat. Besser ist es, wenn man noch langsamer abnimmt.

Berücksichtigung der persönlichen Vorlieben

Eine dauerhafte Ernährungsumstellung funktioniert nur, wenn man dabei seine persönlichen Vorlieben berücksichtigt.

Bei kalorienarmen und gesunden Nahrungsmitteln und Gerichten ist das natürlich kein Problem, denn diese darf man nach Herzenslust essen ohne zuzunehmen.

Schwieriger sieht es bei kalorienreichen Dickmachern aus. Wenn man sie weiterhin unbegrenzt isst, klappt das Abnehmen nicht und wenn man ganz auf sie verzichtet, kann der Frust über den Verzicht so groß werden, dass man die Ernährungsumstellung abbricht.

Daher ist ein persönlicher Kompromiss gefordert, eine individuelle Regelung, mit der man zufrieden leben kann.

Je nach Situation kann man die individuelle Regelung auch immer wieder den aktuellen Gegebenheiten und Erkenntnissen anpassen.

Vorlieben betreffen nicht nur einzelne Nahrungsmittel und bestimmte Gerichte, sondern oft auch Geschmacksrichtungen.

Manche Menschen essen gern scharf und kräftig gewürzt, andere gerne geräuchert, wieder andere süß oder sämig, knusprig, cremig oder schaumig.

Auf diese individuellen Vorlieben kann man bei der Auswahl seiner Speisen Rücksicht nehmen. Dadurch wird man zufrieden und bleibt der neuen Ernährungsweise gerne treu.

Unterscheiden zwischen Vorliebe und Suchtverhalten

Wichtig ist es, dass man zwischen normaler Vorliebe und Suchtverhalten unterscheidet.

Jemand, der sehr gerne hin und wieder eine Tafel Schokolade isst, hat eine gewisse Vorliebe für Schokolade.

Aber jemand, der täglich drei Tafeln Schokolade verdrückt und keinen Tag ohne aushält, hat ein Suchtproblem.

Wenn ein solches Suchtproblem besteht, muss man in den meisten Fällen für eine Weile vollständig auf den Suchtstoff verzichten. Man macht eine Art Entzug.

Nach einer Entzugsdauer von etwa acht Wochen, die Zeit, die man braucht um eine Gewohnheit zu ändern, kann man vorsichtig ausprobieren, wie man jetzt auf den Suchtstoff reagiert, beispielsweise auf die Schokolade.

Manche der Betroffenen wollen gar nicht wieder mit Schokolade anfangen und verzichten dauerhaft darauf.

Andere schaffen es, zukünftig ihr Schokoladen-Essverhalten zu kontrollieren. Sie essen künftig hin und wieder Schokolade.

Bei wieder anderen funktioniert das kontrollierte Schokoladen-Essen nicht. Sie beginnen nach kurzer Zeit wieder, täglich große Mengen Schokolade zu essen. Diese Menschen sollten erneut einen Entzug beginnen und künftig dauerhaft auf Schokolade verzichten, auch wenn das für die Betroffenen ein trauriger Verzicht sein mag. Nach längerer Zeit ohne Schokolade können sie vielleicht wieder einen Versuch starten, ob es ihnen gelingt, ab und zu Schokolade zu essen.

Die Schokolade ist hier natürlich nur ein Beispiel und kann beliebig durch andere Nahrungsmittel ersetzt werden, die man zwanghaft ständig isst.

Abneigungen berücksichtigen

Genauso wie man seine Vorlieben bei der Zusammenstellung seiner Nahrung berücksichtigen sollte, sollte man auch seine persönlichen Abneigungen berücksichtigen.

Gerade wenn man aus Figurgründen seine Nahrungsmenge begrenzen sollte, ist es unsinnig, Nahrungsmittel zu essen, die einem nicht schmecken.

Auch wenn die nicht schmeckenden Nahrungsmittel als sehr gesund gelten, sollte man im Zweifelsfall auf sie verzichten.

Was man mit Widerwillen isst, tut dem Körper nämlich auch nicht gut. Durch die Abneigung wehrt sich der Körper gegen die optimale Verwertung dieser Nahrungsmittel.

Allerdings sollte man ungeliebten Nahrungsmittel immer mal wieder eine Chance geben, denn der Appetit und Geschmack verändert sich im Laufe des Lebens. Vieles, was Kindern gar nicht schmeckt, wird von Erwachsenen als sehr lecker empfunden, insbesondere, wenn es Bitterstoffe enthält.

Bedenklich ist es, wenn man eine gesamte Nahrungsmittelgruppe prinzipiell ablehnt, beispielsweise Gemüse oder Fleisch.

Wenn dies der Fall ist, braucht man eventuell Ersatznahrungsmittel, um Mangelernährung zu vermeiden.

Beispielsweise bei einer ausgeprägten Gemüse-Abneigung könnten Vitamine und sekundäre Pflanzenwirkstoffe fehlen. Wenn man diese Lücke nicht durch Obst ausgleichen mag, könnte eventuell ein Multivitamin-Präparat sinnvoll sein.

Bei einer Abneigung gegen jegliches Fleisch könnte es zu Eiweißmangel, Eisenmangel und Vitamin B12-Mangel kommen. Alternativ kann man gegen den Eiweißmangel Fisch essen, Milch- oder Soja-Produkte. Eventuell kann der Einsatz von Präparaten mit Vitamin B12 oder Eisen notwendig werden.

Individuelle Verträglichkeit

Nicht alle Nahrungsmittel, die als gesund und schlankheitsfördernd gelten, werden von allen Menschen gut vertragen.

Nahrungsmittel-Allergien

Da gibt es einerseits die relativ seltenen Nahrungsmittel-Allergien, die meistens nur wenige Nahrungsmittel betreffen und sehr starke Reaktionen hervorrufen können. Im Extremfall können die Betroffenen von kleinsten Mengen bestimmter Nahrungsmittel sterben. Typische Nahrungsmittel für Allergien sind beispielsweise Fisch, Erdnüsse, Haselnüsse, Erdbeeren, Sellerie, Eier, Getreide oder Soja.

Nahrungsmittelunverträglichkeiten

Viel mehr Menschen sind von Nahrungsmittelunverträglichkeiten (Intoleranz) betroffen. Bei einer Unverträglichkeit werden zwar kleinste Mengen ohne Schaden vertragen, bei größeren Mengen kommt es jedoch unter anderem zu Verdauungsproblemen.

Die Nahrungsmittel-Unverträglichkeiten treten häufig bei Nahrungsmitteln auf, die gemeinhin als gesund gelten. Diese Nahrungsmittel sind prinzipiell auch gesund, aber nicht für die Menschen mit einer Unverträglichkeit.

Typische Nahrungsmittel-Unverträglichkeiten sind:

- **Laktose-Intoleranz**: Der Milchzucker in vielen Milchprodukten wird nicht vertragen. Betrifft etwa ein Zehntel der Menschen in Mitteleuropa. Butter und manche Käsesorten gehen meistens problemlos, weil sie keine Laktose enthalten. Inzwischen gibt es laktosefreie Milch im Handel.
- **Fructose-Intoleranz**: Fruchtzucker wird nicht vertragen. Etwa ein Drittel der Menschen in Mitteleuropa sind davon betroffen. Die Probleme treten auf bei vielen Obstsorten und bei industriellen Nahrungsmitteln, die Fruchtzucker enthalten. Die Empfehlung, viel Obst zu essen, ist für die Betroffenen ungültig. Mehr Informationen über die problematischen Aspekte von Fruchtzucker finden Sie ab Seite 94.
- **Vollkorn-Unverträglichkeit**: Eine unbekannte Anzahl von Menschen verträgt keine Vollkornprodukte. Häufig ist der Unverträglichkeit eine vollkornlastige Vollwerternährung vorausgegangen.
- **Gluten-Unverträglichkeit / Zöliakie**: Das Klebereiweiß des Weizens und anderer Getreidesorten wird nicht vertragen. Die Betroffenen müssen sich dauerhaft glutenfrei ernähren. Statt Weizenbrot gibt es beispielsweise Maisbrot. Inzwischen sind auch viele glutenfreie Produkte im Handel erhältlich.

Leichtere Verträglichkeits-Probleme

Es gibt auch zahlreiche Probleme mit der Verträglichkeit, die keiner bekannten Unverträglichkeit zugeordnet werden können.

Häufig treten sie in Zusammenhang mit schwer verdaulichen Speisen auf.

Zahlreiche Menschen bekommen leicht Blähungen, wenn sie blähungstreibende Nahrungsmittel essen.

Zu diesen Nahrungsmitteln gehören unter anderem:

- Bohnen
- Erbsen
- Linsen
- Kohl
- Zwiebeln
- Schwarzwurzeln

Die Verträglichkeitsprobleme bei blähenden Speisen müssen übrigens nicht dauerhaft bestehen. Sie können durchaus im Laufe der Jahre verschwinden. Es lohnt sich also, es hin und wieder auszuprobieren.

Auch andere schwer verdauliche Speisen können zu Verdauungsbeschwerden führen. Typisch dafür sind hartgekochte Eier oder fettes Fleisch.

Andere Menschen haben Probleme mit sauren Nahrungsmitteln.

Egal welche Verträglichkeits-Probleme man hat, sollte man sie bei einer Ernährungsumstellung berücksichtigen.

In leichteren Fällen kann man hin und wieder einen Versuch wagen, ob die Verträglichkeit besser geworden ist.

Ansonsten sollte man Nahrungsmittel meiden, die einem nicht gut bekommen, selbst wenn sie als besonders gesund gelten.

Vertrauen Sie eher Ihrem Bauch als Ernährungsexperten.

Eingeplante Sünden

Im Leben gibt es immer wieder besondere Tage mit Festen oder gar Urlaub. Das ist auch gut so und bringt Freude und Rhythmus ins Leben.

Wenn man auch an Festtagen auf jegliche kalorienreichen Leckereien verzichtet, kann das sehr frustrierend sein.

Echte Masochisten oder Asketen mögen mit Verzicht an Festtagen glücklich werden, aber normale, gesunde Menschen leiden meistens darunter, wenn sie selbst an Festtagen streng auf ihre Linie achten müssen.

Daher plädiere ich für eindeutige Ausnahmeregelungen an Festtagen und im Urlaub.

Ein bis drei Festtage mit üppigen Mahlzeiten haben meistens keine dauerhafte Auswirkung auf die Figur. Die geringe Gewichtszunahme, die durch diese wenigen Tage entsteht, wird meistens von selbst innerhalb von kurzer Zeit wieder abgebaut.

Ein mehrwöchiger Urlaub ist schon eher ein Problem. In einem solchen Urlaub kann es sinnvoll sein, üppige Tage mit schlanken Tagen abzuwechseln und außerdem viel Sport zu treiben.

Schwierig kann es auch werden, wenn man häufig in Restaurants isst. Bei regelmäßigen Restaurantbesuchen kann es helfen, wenn man von den Sättigungsbeilagen, wie Pommes frites oder Reis, nur einen Teil isst. Auch die Wahl der Fleischportion kann einen Unterschied machen. Statt fettem Fleisch kann man sich ein mageres Geflügelfleisch oder einen Fisch bestellen. Natürlich besteht auch die Möglichkeit, sich als Hauptgericht einen großen Salat zu bestellen. Das könnte aber bei vielen Menschen Frust bewirken, weil es sie schmerzt, auf eine Fleischportion zu verzichten.

Wenn man dennoch die volle Portion und einen üppigen Nachtisch gegessen hat, kann man diese Schlemmermahlzeit durch etwas mehr Sport und etwas kargere Mahlzeiten in den nächsten Tagen ausgleichen.

Das Gleiche gilt auch, wenn man ohne geplantes Fest, sondern einfach aus großem Appetit über die Stränge schlägt. So ein Verhalten ist menschlich und weit verbreitet.

Mit vermehrtem Sport und ein paar leichten Salatmahlzeiten oder ähnlichem ist solch ein Ausrutscher schnell ausgeglichen.

Für das seelische Wohlbefinden kann es auch sehr hilfreich sein, wenn man ein oder zwei Tage in der Woche fest als Schlemmertage einplant.

Dann weiß man, der nächste üppige Tag ist nicht fern. So kann man viel leichter mit kalorienarmen Mahlzeiten auskommen, als wenn es nie Tage zum Schlemmen gibt.

Ausreichende Sättigung

Bei einer Ernährungsweise zum erfolgreichen, dauerhaften Abnehmen sollte man nicht dauerhaft hungrig bleiben.

Das unterscheidet solch eine Ernährungsweise ganz deutlich von vielen Diäten, die auf Hungern setzen.

Nach den Mahlzeiten sollte man sich gut gesättigt fühlen, wenn auch nicht vollgestopft (siehe auch "Essen bis man satt ist" ab Seite 139).

Vor den Mahlzeiten darf und sollte man jedoch durchaus einen gesunden Hunger verspüren. Wenn man von einer Mahlzeit zur nächsten wieder hungrig wird, dann ist das ungefähr die richtige Essmenge.

Die ausreichende Sättigung beim Essen ist wichtig, weil der Körper dann merkt, das gute Zeiten sind und dass er seinen Stoffwechsel auf vollen Touren laufen lassen kann.

Sobald man ständig hungrig bleibt, spürt der Körper, dass eine Hungersnot ausgebrochen ist, senkt den Stoffwechsel ab und lässt die Muskeln schrumpfen.

Um dauerhaft abzunehmen sollte die Nahrungsmenge nur etwa 200 bis 300 Kilokalorien weniger sein als man verbraucht.

Das sind etwa zwischen 1600 und 2000 Kilokalorien täglich, je nach sportlicher Aktivität.

Dann geht das Abnehmen zwar langsam, aber der Körper gerät nicht in den fatalen Hungerstoffwechsel.

Alle wichtigen Nährstoffe

In der Nahrungszusammenstellung, die im Rahmen der Ernährungsumstellung gegessen werden, sollten alle wichtigen Nährstoffe enthalten sein. Nur mit den notwendigen Nährstoffen kann der Körper optimal funktionieren.

Das gilt einerseits für die Makronährstoffe: Kohlenhydrate, Fette und Eiweiße.

Der Körper braucht von allen Dreien etwas, wenn auch nicht unbedingt so viel, wie viele gerne essen würden.

Eine gewisse Menge Kohlenhydrate sind wichtig für die gute Laune, und um das Gehirn zu ernähren, auch wenn Kohlenhydrate gerade in der Kritik stehen.

Sogar etwas Fett ist lebensnotwendig, denn Fett wird zum Aufbau der Zellen benötigt, insbesondere der Zellmembranen und der Nervenzellen.

Dass eine ausreichende Menge Eiweiße nötig ist, ist wohl unbestritten. Man braucht das Eiweiß, um den Körper aufzubauen und zu reparieren, insbesondere die Muskeln.

Außerdem sollte alle notwendigen Mikronährstoffe in der Nahrung enthalten sein, also die Vitamine, Mineralsalze, Spurenelemente und sekundären Pflanzenwirkstoffe.

Dies ist nur möglich, wenn die Ernährung abwechslungsreich und vielfältig ist. Von allem sollte etwas dabei sein.

Vitamin-B Versorgung zum Abnehmen

Um Körperfett abzubauen, braucht der Körper Vitamin-B.

Wenn man Vitamin-B-Mangel hat, beispielsweise durch eine absolute Nulldiät, bei der man ausschließlich Wasser trinkt, dann kann man kein Fett abbauen und bleibt dick.

Theoretisch könnte man in dieser Situation wohl bei dickem Leib verhungern. In der Praxis wird das jedoch kaum je vorkommen.

Wenn man gut abnehmen will, sollte man jedoch immer darauf achten, dass man ausreichend mit Vitamin-B versorgt ist und zwar mit allen Vitaminen der B-Gruppe.

Diese Vitamine findet man in zahlreichen Nahrungsmitteln, beispielsweise Vollkornprodukte, Milchprodukte, Haferflocken, Linsen, Fleisch oder Fisch.

Berücksichtigung der Lebensweise

Damit die Ernährungsumstellung gut funktioniert, sollten die persönlichen Lebensumstände berücksichtigt werden.

Je nach Lebensweise braucht man nämlich unterschiedliche Gewohnheiten beim Kochen und Essen.

Nachfolgend werden für mehrere typische Lebensumstände die potentiellen Schwierigkeiten bei der Ernährungsumstellung kurz umrissen.

Ernährung für berufstätige Frauen

Wer beispielsweise den ganzen Tag im Büro arbeitet, kann kaum zwei selbst gekochte Mahlzeiten täglich zubereiten. Das mag für kurze Zeit eine Option sein, aber auf Dauer ist es kaum zumutbar, abends zwei Gerichte zu kochen und eines davon am nächsten Tag mitzunehmen.

Günstiger wäre es in diesem Beispiel, sich für mittags etwas Kaltes mitzunehmen, das leicht und dennoch sättigend ist. Oder man geht in die Kantine, sofern es eine gibt, und entscheidet sich dort für leichte, sättigende Speisen. Um Pommes frites und fette Soßen sollte man jedoch besser einen Bogen machen, wenn man der Figur eine Freude machen will.

Abends kann man sich dann etwas Leichtes kochen. Für aufwendige Gerichte sind die meisten berufstätigen Frauen nach der Arbeit jedoch zu müde. Daher braucht man einfache Gerichte, die nicht viel Arbeit machen.

Für aufwendige Gerichte kann man sich dann am Wochenende Zeit nehmen.

Für diese Lebensweise eignet sich also keine Ernährungsform, bei der alle Mahlzeiten mit viel Aufwand gekocht werden müssen.

Ernährung für Familienmütter

Eine Frau mit Familie muss normalerweise nicht nur für sich selbst, sondern für die ganze Familie kochen.

Meistens ist die Familie kaum bereit, sich einer Ernährungsumstellung zum Zwecke des Abnehmens anzuschließen.

Für Familie und sich selbst getrennt zu kochen, ist auf Dauer auch keine praktikable Lösung.

Man könnte die Gerichte aber so zusammenstellen, dass sowohl die Familie als auch die Figur der Frau zufrieden sind.

Dazu reicht es, etwas mehr Salat und Gemüse zuzubereiten. Die Familie isst dann wie gewohnt und die abnehmwillige Frau nimmt einfach weniger von der Sättigungsbeilage und der fetten Soße. Stattdessen kann sie nach Herzenslust beim Gemüse und Salat zugreifen.

So bleibt das Gemeinschaftsgefühl beim Essen erhalten und die Frau muss nur ein Gericht kochen.

Für diese Lebensweise eignen sich keine strengen Ernährungsvorschriften, die für jede Mahlzeit genau abgewogene Zutaten bestimmter Nahrungsmittel vorschreiben.

Stattdessen braucht man eine flexible Ernährungsform, die es ermöglicht, Familie und Abnehmen unter einen Hut zu bringen.

Ernährung für arme Frauen

Obwohl Mitteleuropa zu den reichsten Regionen der Welt gehört, sind beileibe nicht alle Frauen reich genug, um sich beliebig teure Nahrungsmittel zu kaufen.

Das betrifft nicht nur arbeitslose Frauen, sondern auch Alleinerziehende, Frauen mit Teilzeitjobs oder schlecht bezahlter Arbeit.

Für diese Frauen muss Abnehmen mit preiswerter Ernährung zusammenpassen.

Unglücklicherweise sind viele Dickmacher, wie Nudeln, Fett, Süßigkeiten und süße Getränke vergleichsweise billig.

Exotische Gemüse, Obst, mageres Fleisch und Fisch sind eher teuer.

Viele Ernährungsformen, die eine gute Figur und Gesundheit versprechen, setzen auf ausgesprochen teure Nahrungsmittel.

Man kann sich jedoch auch preiswert und gleichzeitig gesundheitsbewusst ernähren, wenngleich das weniger einfach ist als mit gut gefülltem Geldbeutel.

Gemüse und Obst sind preiswert, wenn man beides in der passenden Saison kauft.

Im Herbst gibt es preiswerte Äpfel und Birnen, im Winter Zitrusfrüchte, im Frühling Erdbeeren und im Sommer jede Menge Obstsorten.

Mit Gemüse sieht es ganz ähnlich aus. Fast das ganze Jahr über gibt es preiswerte Karotten und Zwiebeln.

Es ist übrigens relativ preiswert, wenn man regelmäßig selbst kocht. Gesunde Convenience-Produkte und auch Brot mit Aufschnitt sind meistens teurer als Selbstgekochtes.

Wer billig und figurbewusst essen will, braucht etwas Phantasie und muss sich nach günstigen Preisen umsehen.

Hungerstoffwechsel

Der Hungerstoffwechsel ist ein faszinierendes Notprogramm des Körpers, um in schlechten Zeiten möglichst lange durchzuhalten.

Mit diesem Notprogramm gelang es den Menschen über Jahrmillionen hinweg, auch schlimme Hungersnöte zu überstehen ohne auszusterben.

Doch die Zeiten haben sich geändert, zumindest für die Industrieländer.

Hierzulande gibt es seit Jahrzehnten eher zu viel Essen als Hungersnöte und ein Ende der Essensfülle ist kaum abzusehen.

Die Zeitdauer des Nahrungsüberflusses ist jedoch noch viel zu kurz gewesen, als dass sich der menschliche Körper darauf eingestellt hätte, mit dauerhaft üppigem Essen klar zu kommen.

Stattdessen wirken immer noch die Mechanismen der Hungerzeiten.

Bedingungen für den Hungerstoffwechsel

Sobald man mehr als 500 Kilokalorien weniger isst, als man verbraucht, setzt der Hungerstoffwechsel ein.

Wenn man sich ganz wenig bewegt, also quasi auf dem Sofa lebt, ist dies bei unter 1000 Kilokalorien der Fall.

Wer sich hingegen viel bewegt und regelmäßig viel Sport treibt, bei dem kann der Hungerstoffwechsel schon unter 1800 Kilokalorien beginnen.

Besonders strenge Crash-Diäten liegen oft deutlich unter 1000 Kilokalorien am Tag. Unter 1800 Kilokalorien liegen fast alle Diäten, die zu festgelegten Mahlzeiten und Rezepten verpflichten.

Der Hungerstoffwechsel verläuft in extremer Form, wenn man bei Nulldiäten oder Fastenkuren gar nichts isst.

Etwa drei Tage nachdem man mit einer ausgeprägten Mangelernährung begonnen hat, setzt der Hungerstoffwechsel ein.

Was passiert beim Hungerstoffwechsel?

Um die fehlende Nahrungsenergie auszugleichen, werden nicht etwa nur die Fettpolster abgebaut, sondern in erster Linie die Muskelmasse.

Das dient dazu, den Energieverbrauch zu senken. Muskeln verbrauchen nämlich sogar in Ruhe eine Menge Energie. Diese Energie wird in erster Linie eingespart. Außerdem wird durch die geschrumpften Muskeln verhindert, dass die Betroffenen unnötig aktiv sind. Die verbleibenden Muskeln reichen zwar noch über einen langen Zeitraum für den Alltag, aber nicht mehr für vermeintlich überflüssige Aktivitäten.

Es hilft übrigens weder gegen den Muskelabbau, wenn man anteilig viel Eiweiß zu sich nimmt, noch wenn man viel Sport treibt. Trotz Eiweiß und

Sport wird beim Hungerstoffwechsel zunächst vor allem Muskelmasse abgebaut.

Außerdem wird beim Hungerstoffwechsel der gesamte Stoffwechsel heruntergefahren. Überall wo es möglich ist, wird Energie eingespart. Die Organe des Körpers werden nur noch mit dem Nötigsten versorgt. Die Körpertemperatur wird etwas abgesenkt.

Dadurch wird der Grundumsatz deutlich gesenkt. Man verbraucht auch bei körperlicher Ruhe weniger Kalorien als zuvor. Der Grundumsatz kann sich bis auf die Hälfte des Normalwertes verringern, beispielsweise bei einer länger dauernden Nulldiät.

Zwar wird während des Hungerstoffwechsels auch Fett abgebaut, aber wesentlich weniger als dem Abnehmwilligen lieb wäre. Nach und nach geht der Fettabbau auch immer langsamer, weil der Grundumsatz immer geringer wird.

Gesundheitsschäden durch Hungerstoffwechsel

Der Hungerstoffwechsel ist nicht nur ungünstig für das Abnehmen, sondern obendrein gesundheitsschädlich.

Schon recht früh kommt es zu Schwäche, Müdigkeit und Konzentrationsstörungen.

Durch den verstärkten Abbau von Muskelzellen kann es zu Gichtanfällen kommen.

Auch Gallensteine können sich bilden, weil der Gallensaft wegen der geringen Nahrung zu stark konzentriert wird. Die Folge davon sind möglicherweise schmerzhafte Gallenkoliken.

Wenn der Muskelschwund weit fortgeschritten ist, kann auch das Herz Schaden nehmen, denn das Herz ist ein Muskel. Es kann also zu einer Herzschwäche kommen.

Durch Mangelversorgung mit Nährstoffen kann es langfristig auch zu Osteoporose kommen.

Haare und Haut werden stumpf und trocknen aus. Die Schleimhäute neigen zu Entzündungen.

Wenn man keine Präparate mit Vitaminen und anderen Mikronährstoffen einnimmt, kann es auch zu Vitaminmangelerscheinungen und dergleichen kommen. Die Beschwerden dadurch sind sehr vielfältig. Sie können alle

Organsysteme des Körpers betreffen, beispielsweise Nerven und Immunsystem.

Im Extremfall kann man sogar infolge des Hungerstoffwechsels sterben. Zum Tod kommt es beispielsweise gelegentlich bei Magersüchtigen und Hungerstreikenden.

Nach der Hungerphase

Der Hungerstoffwechsel wirkt sich außerdem stark auf die Zeit nach dem Hungern aus.

Die Muskeln sind nämlich erst einmal geschrumpft und der Grundumsatz abgesenkt.

Der abgesenkte Grundumsatz bleibt auch über einen längeren Zeitraum in erniedrigter Form bestehen.

Der weiterhin gesenkte Grundumsatz dient dazu, dass man bei wieder einsetzender normaler Nahrungszufuhr die Möglichkeit hat, reichlich neue Fettreserven aufzubauen.

Der Körper kennt sich nämlich mittlerweile aus und weiß, dass jederzeit eine neue Hungersnot beginnen kann. Bei Frauen, die immer wieder Diäten machen, trifft das sogar zu. Der Körper lernt also, die Hungersnöte (Diäten) immer besser zu bewältigen und legt sich zu diesem Zweck immer üppigere Fettreserven an.

Damit das möglichst optimal funktioniert, wird auch der Grundumsatz zwischen den Diäten von Mal zu Mal weiter abgesenkt. Das Abnehmen fällt im Laufe der Jahre immer schwerer (siehe auch Seite 49).

Aus der Sicht einer abnehmwilligen Frau ist das natürlich eine Katastrophe. Je extremer sie verzichtet, um abzunehmen, desto schwerer und aussichtsloser wird das Abnehmen. Im Laufe der Jahre wird sie sogar immer dicker.

Mit Beginn der Wechseljahre explodiert die Figur von diäterfahrenen Frauen dann förmlich, weil außer den Folgen des Hungerstoffwechsels die zahlreichen Faktoren aktiv werden, die Übergewicht in den Wechseljahren begünstigen.

Erneute strenge Diäten oder auch eine dauerhafte stark kalorienreduzierte Ernährungsumstellung verschlimmern das Problem nur, anstatt eine Besserung zu bringen.

Die betroffenen Frauen haben nur dann eine Chance für eine dauerhaft verbesserte Figur, wenn sie den Teufelskreislauf des Hungerstoffwechsels überwinden.

Reaktivierung des Stoffwechsels

Aus dem Teufelskreis der Diäten und des herabgesetzten Stoffwechsels wieder herauszukommen, ist keine einfache Aufgabe.

Doch man kann es schaffen, wenn man versteht, wie der Körper funktioniert. und wenn man ihm gibt, was er braucht, um den Stoffwechsel wieder anzukurbeln.

Nehmen wir an, die Ausgangssituation wäre ein herabgesenkter Stoffwechsel und Grundumsatz aufgrund von häufigen Diäten. Auch eine Ernährung mit nach und nach immer weniger Kalorien kann den Grundumsatz vergleichbar absenken.

Die tiefe Ursache für diesen abgesenkten Grundumsatz ist der Eindruck des Körpers, dass das Leben eine Serie von Hungersnöten ist.

Nun soll der Stoffwechsel wieder angekurbelt werden, damit der Grundumsatz steigt und das Abnehmen wieder leichter fällt.

Dazu muss dem Körper klargemacht werden, dass keine Hungersnot herrscht und dass auch keine zu erwarten ist.

Man könnte jetzt einfach mehr essen, dann wüsste der Körper, dass keine Hungersnot herrscht. Doch dann würde er vermutlich vorausschauend reagieren und kräftig Fettpolster aufbauen, denn er würde ja mit einer künftigen Hungersnot rechnen.

Kräftige Fetteinlagerungen sind aber gerade nicht das, was man sich von einer Erhöhung des Grundumsatzes erhofft.

Man muss es also anders anpacken.

Als Grundernährung behält man vorübergehend die kalorienreduzierte Ernährung bei, die für den abgesenkten Grundumsatz gesorgt hat.

Ein bis drei Mal in der Woche legt man üppige Tage ein, an denen man deutlich mehr isst. Zwischen den üppigen Tagen sollten immer ein bis zwei Tage mit der spärlichen Grundernährung liegen.

An den üppigen Tagen sollte man vor allem mehr Eiweiße und mehr Kohlenhydrate essen als an den spärlichen Tagen. Die Fettmenge sollte möglichst wenig erhöht werden.

Durch die erhöhte Kalorienmenge an den üppigen Tagen merkt der Körper, dass keine Hungersnot herrscht. Durch die spärlichere Grundernährung bekommt der Körper nicht allzu viele zusätzliche Kalorien, damit er nicht gleich dicke Fettpolster aufbaut.

Die zusätzliche Energie durch die üppigen Tage sollte man nutzen, um durch zusätzlichen Sport seine Muskeln aufzubauen.

Muskeln braucht man nämlich für einen steigenden Grundumsatz.

Damit die Muskeln gut wachsen können, sollte man nicht nur Ausdauersport betreiben, sondern vor allem Krafttraining. Dies kann man in einem Fitnessstudio betreiben oder auch zu Hause (siehe ab Seite 167).

Für das Muskelwachstum ist auch die Erhöhung der Eiweißmenge nötig und für den Ausdauersport braucht man die vermehrten Kohlenhydrate.

Das Wachstum der Muskeln lässt möglicherweise das Gewicht etwas ansteigen, aber die Figur streckt sich und wird straffer. Das kann man auch an den Kleidern sehen oder mit einem Maßband messen.

Bis der Stoffwechsel sich vollständig auf die besseren Zeiten umgestellt hat, kann es Monate dauern. Man braucht also eine Menge Geduld mit sich und seinem Körper.

Sobald die Muskeln genug gewachsen sind, und der Stoffwechsel wieder aktiver ist, wird man langsam anfangen, Gewicht zu verlieren.

Dann kann man allmählich auch an den spärlichen Tagen die Nahrungsmenge steigern. Vor allem die Eiweißmenge sollte gesteigert werden, es sei denn, man ernährt sich sowieso schon sehr eiweißreich.

Wenn man viel Ausdauersport betreibt, kann man auch die Kohlenhydratmenge an den bisher spärlichen Tagen steigern, vor allem morgens und mittags. Abends ist eine kohlenhydratarme Ernährung günstiger, wenn man abnehmen will.

Wer sich bisher sehr fettarm ernährt hat, kann allmählich auch die Fettmenge steigern.

Insgesamt kann man die Nahrungsmenge und die Sportintensität so feinjustieren, dass man ganz langsam abnimmt.

100 bis 500 Gramm Abnehmen pro Woche ist sinnvoll.

Mehr sollte man nicht anstreben, denn sonst wird der Stoffwechsel wieder reduziert, trotz eiweißreicher Ernährung und viel Sport.

Damit der Stoffwechsel weiterhin aktiv bleibt und man die neugewonnene schlanke Figur halten kann, sind auch dauerhaft üppigere Schlemmtage und figurbewusste etwas magere Tage sinnvoll.

Dadurch signalisiert man dem Stoffwechsel immer wieder, dass die Zeiten gut sind (an den Schlemmtagen) und isst dennoch insgesamt nicht allzu viel.

Allerdings sollte man es weder an den Schlemmtagen mit der Völlerei, noch an den mageren Tagen mit der Hungerei übertreiben. Weder Völlerei noch Hungern sind angesagt, wenn man abnehmen oder die Figur halten will.

Kohlenhydrate

Die Basisnährstoffe Kohlenhydrate sind vor allem in süßen Speisen und den typischen Sättigungsbeilagen enthalten. Auch Gemüse enthält mehr oder weniger Kohlenhydrate.

Durch die reichlichen Kohlenhydrate, die dank der Erfindung des Ackerbaus möglich wurden, konnte sich die Menschheit so vermehren, dass es heute Milliarden von uns gibt.

Auch heute noch können die Menschen in armen Ländern nur mithilfe von Kohlenhydraten als Basis ihren Hunger stillen. Vor allem Reis spielt in vielen Ländern die wichtigste Rolle in der Ernährung.

Auch Brot, Nudeln, Hirse, verschiedenste Getreideprodukte und Kartoffeln übernehmen in vielen Gegenden die Rolle von Grundnahrungsmitteln. Durch sie werden die Menschen ausreichend satt.

In Gegenden des Überflusses können die reichlich vorhandenen Kohlenhydrate jedoch zu einem Problem werden. Im Übermaß genossen, machen Kohlenhydrate nämlich dick.

Besonders ungünstig wirken sich die süßen Varianten der Kohlenhydrate auf die Figur aus. Alles was süß schmeck, enthält reichlich Kohlenhydrate, außer, wenn Süßstoff im Spiel ist. Über süße Nahrung freut sich der Körper instinktiv ganz besonders, denn Süße verspricht schnell verwertbare Kohlenhydrate, mit denen das immer hungrige Gehirn ernährt werden kann.

Bei unseren Vorfahren waren süße Nahrungsmittel etwas ganz besonderes, beispielweise wenn ein Bienenschwarm gefunden wurde oder wenn das Obst reif war.

Doch heute gibt es in den Industrieländern Süßes im Überfluss. Die meisten Menschen reagieren immer noch ganz begeistert auf süße Nahrungsmittel und das Unheil mit dem Übergewicht nimmt seinen Lauf.

Kohlenhydrate als Dickmacher

In den Jahrzehnten nach dem Krieg wurden Kohlenhydrate als wertvolle Sattmacher und Ernährungsgrundlage geschätzt.

Die Deutsche Gesellschaft für Ernährung (DGE) empfahl reichlich Kohlenhydrate als Basis der Ernährung und das tut sie heute immer noch.

Inzwischen werden aber immer mehr Stimmen laut, die aussagen, dass Kohlenhydrate im Rahmen der üppigen Ernährung der Industrieländer die größte Rolle bei der Entstehung des Übergewichtes spielen.

Ein Hauptargument dieser These ist, dass die fettarme, aber kohlenhydratreiche Ernährung, die von der DGE seit Jahrzehnten propagiert wird, das Übergewicht nicht reduziert, sondern verstärkt hat.

Als Ursache für die übergewichtsfördernde Wirkung der Kohlenhydrate wird vor allem das Insulin verortet.

Durch zahlreiche Modediäten mit geringem Kohlenhydrat-Anteil und einer Low-Carb-Welle (low carb = kohlenhydrat-arm) aus den USA sind die Kohlenhydrate in den letzten Jahren zu den verpönten Dickmachern Nummer Eins geworden.

Doch was hat es mit den Kohlenhydraten tatsächlich auf sich?

Aufbau der Kohlenhydrate

Kohlenhydrate bieten pro Gramm 4,1 Kilo-Kalorien.

Damit liegen sie gleichauf mit den Proteinen (Eiweißen).

Die Kohlenhydrate setzen sich vorwiegend aus drei Arten von Grundbausteinen zusammen, den sogenannten Einfachzuckern: Glukose, Fruktose und Galaktose.

Als Einfachzucker oder in Zweiergruppen verbunden (Zweifachzucker) schmecken die Kohlenhydrate süß. Wenn mehr als zwei Einfachzucker miteinander verbunden sind, entsteht beispielsweise Stärke, die Getreide und Kartoffeln zu einer sättigenden Nahrung machen.

Bei der Verdauung werden die größeren Kohlenhydratmoleküle (z.B. Stärke) zerkleinert, bis sie als Einfachzucker in den Blutkreislauf übernommen werden können.

Die drei wichtigsten Einfachzucker und auch die verschiedenen Zusammensetzungen haben unterschiedliche Eigenschaften und wirken sich auch auf den Körper unterschiedlich aus.

Weil diese Unterschiede für die Ernährung und das Abnehmen eine wichtige Rolle spielen, werden nachfolgend die unterschiedlichen Kohlenhydratarten beschrieben.

Glukose - Traubenzucker

Die Glukose ist der häufigste Zucker-Grundbaustein.

Sie ist Teil des Haushaltszuckers und somit aller Nahrungsmittel, in denen gewöhnlicher Zucker enthalten ist. In vielen Nahrungsmitteln ist auch reine Glukose enthalten, in Getränken oft auch als Glukose-Sirup.

Als Traubenzucker galt die Glukose in der zweiten Hälfte des 20. Jahrhunderts als gesunder Energiespender, vor allem für Kinder und Sportler.

Doch inzwischen wird reiner Traubenzucker sehr viel kritischer gesehen.

Die Glukose ist ein relativ kleines Molekül. Sie muss bei der Verdauung nicht zerlegt werden, um vom Darm in den Blutkreislauf aufgenommen zu werden. Es ist sogar so, dass andere Kohlenhydrate, beispielsweise die Stärke, zunächst zu Glukose zerlegt werden müssen, damit der Körper sie verwerten kann. Anschließend findet man die Glukose im Blut wieder. Man spricht dann vom Blutzucker.

Glukose ist ein Energiespender in Reinkultur. Sie wird sehr schnell vom Körper aufgenommen und kann daher auch sehr schnell als Energiespender wirken.

Genau hier liegen ihre Vor- und Nachteile.

Wenn man beispielsweise nach einer intensiven sportlichen Ausdauerleistung einen niedrigen Blutzuckerspiegel hat und sich schwach fühlt, kann Glukose schnell wieder Energie zuführen. Der Blutzuckerspiegel steigt schnell wieder an und das Schwächegefühl wird geringer. Daher ist Glukose bei Sportlern nach wie vor sehr beliebt.

Der schnelle Blutzuckeranstieg ist aber auch nachteilig. Er bewirkt nämlich eine starke Insulinausschüttung, mit dem Ziel, den Blutzuckerspiegel wieder zu senken. Überschüssige Glukose wird mithilfe des Insulins zunächst als Glykogen für die Kurzzeitspeicherung gelagert. Wenn die Glykogenspeicher in Leber und Muskeln voll sind, werden die Fettzellen mit der überschüssigen Energie beliefert.

Genau so schnell, wie der Blutzucker angestiegen ist, sinkt er auch wieder ab. Dadurch entsteht Heißhunger auf noch mehr Glukose. Langfristig kann dieses Phänomen zur Süßigkeitensucht und zu Übergewicht führen.

Auch wenn man Traubenzucker (Glukose) aus diesem Grund meidet, spielt Glukose im Körper eine wichtige Rolle, weil sie das Endprodukt der Verdauung von Kohlenhydraten ist.

Das Gehirn ist auf eine Ernährung mit Glukose angewiesen, denn es ernährt sich nahezu ausschließlich durch Glukose. Daher sorgt das Gehirn auch so engagiert dafür, dass immer genug Glukose im Blut ist. Zur Regelung des Blutzuckerspiegels gibt es komplexe Mechanismen mit den Hormonen Insulin und Glukagon. Dadurch wird der Blutzuckerspiegel beim gesunden Menschen immer in einem bestimmten Rahmen gehalten, damit das Gehirn immer gut genug ernährt werden kann.

Wenn nicht genug Glukose im Gehirn ankommt, dann drängt das Hirn auf Nahrungsaufnahme. Zunächst entsteht Hunger und später drängender Heißhunger, oft gezielt auf Süßes und andere Kohlenhydrate.

Dieser Heißhunger wegen hungrigem Gehirn entsteht nicht nur, wenn der Blutzuckerspiegel objektiv zu niedrig ist, weil man zu wenig gegessen hat. Er kann auch zahlreiche andere Gründe haben, beispielsweise:

- intensive Denkarbeit, bei der das Gehirn mehr Energie verbraucht, als üblicherweise ins Gehirn transportiert wird.
- schlechte Durchblutung des Gehirns, z.B. durch Arteriosklerose.
- schlechter Transport der Nährstoffe ins Gehirn, weil man zu wenig Wasser trinkt.
- Gewohnheit des Körpers, neue Glukose immer durch frisch gegessene Nahrung zu beziehen und nicht mühsam aus Fettzellen zu gewinnen.

Wenn sich der Körper und das Gehirn daran gewöhnt haben, dass man immer etwas essen muss, um das Gehirn mit Energie zu versorgen, kommt es zum häufigen Heißhunger bei geistiger Arbeit. Dies ist ein wichtiger Grund, warum viele Menschen, die am Bildschirm arbeiten, zu Übergewicht neigen.

Körper und Gehirn müssen erst wieder lernen, dass frische Glukose auch aus den Fettzellen gewonnen werden kann. Dazu muss man ihm stundenweise neue Kohlenhydrate verweigern. Stattdessen kann man Wasser trinken, um den Heißhunger zu lindern und die im Körper vorhandene

Glukose optimal ins Gehirn zu transportieren. Erst fünf Stunden nach der letzten kohlenhydrat-reichen Mahlzeit funktioniert die Glukose-Gewinnung aus Fettzellen optimal.

Fruktose - Fruchtzucker

Die Fruktose (oder Fructose) ist natürlicherweise vor allem in Früchten enthalten, weshalb sie Fruchtzucker genannt wird.

Da Früchte als gesund gelten, steht auch der Fruchtzucker in dem Ruf, gesund zu sein.

Die Nahrungsmittelindustrie nutzt das aus und wirbt mit dem Fruchtzuckergehalt ihrer Produkte. Fruchtzucker findet man unter anderem in Fruchtjogurts, Desserts, Süßigkeiten, Honig und süßen Getränken.

Fruchtzucker ist außerdem einer der beiden Bestandteile des Haushaltszuckers und dadurch in zahllosen anderen Nahrungsmitteln enthalten.

Das vermeintlich Schöne am Fruchtzucker ist nicht nur seine Herkunft aus Früchten, sondern auch die Tatsache, dass kein Insulin ausgeschüttet wird, wenn man ihn isst. Wo Insulin in den letzten Jahren doch als besonders schlimmer Dickmacher bekannt geworden ist.

Doch ist Fruchtzucker wirklich so gesund?

Studien über Fruchtzucker haben das Gegenteil herausgefunden.

Fruchtzucker, in größeren Mengen genossen, ist offenbar ziemlich ungesund und macht sogar noch dicker als die gewöhnliche Glukose.

Menschen, die viel Fruchtzucker essen, nehmen stärker zu als Menschen, die stattdessen Glukose essen.

Auch Diabetes scheint durch Fruchtzucker gefördert zu werden. Dabei enthalten zahlreiche Diabetiker-Nahrungsmittel Fruchtzucker anstatt Glukose. Das Argument dafür ist, dass Fruchtzucker kein Insulin braucht, um verstoffwechselt zu werden. Das scheint den Diabetes jedoch nicht zu interessieren.

Fruchtzucker fördert offenbar außerdem erhöhte Blutfettwerte.

Zur Sättigung trägt der Fruchtzucker nicht auf eigenständige Weise bei, anders als der Traubenzucker. Daher wird vom Fruchtzucker oft mehr gegessen als sinnvoll wäre.

Der angeblich so gesunde Fruchtzucker macht also dick und krank.

Wenn man abnehmen will, sollte man Produkte meiden, die größere Mengen Fruchtzucker enthalten. Oft steht nicht mal Fruchtzucker in der Zutaten-Liste, sondern Umschreibungen wie Mais-Sirup.

Den Fruchtzucker, der in Obst enthalten ist, braucht man übrigens nicht meiden. Eingebettet ins Obst kann man Fruchtzucker durchaus als gesund bezeichnen. Das gilt jedoch nicht für Menschen mit einer Fruchtzucker-Unverträglichkeit.

Fruchtzucker-Unverträglichkeit

Etwa ein Drittel der Bevölkerung in den Industrieländern reagiert auf Fruchtzucker nicht nur mit der Neigung zu Übergewicht und Diabetes, sondern bekommt zahlreiche Beschwerden von Fruchtzucker.

Diese Menschen leiden unter einer Fruchtzucker-Unverträglichkeit.

Bei größeren Mengen Fruchtzucker bekommen sie Blähungen, Bauchschmerzen und Durchfall.

Wenn sie trotz Beschwerden weiterhin viel Fruchtzucker essen, kann es zu Reizdarm, Reizmagen, Depressionen, Müdigkeit, Schwindel, Rheuma, ADHS und anderen Beschwerden kommen.

Kleinere Mengen Fruchtzucker werden von den meisten Betroffenen jedoch vertragen. Die Beschwerden treten nur bei größeren Mengen Furchtzucker auf.

Besonders schlimm ist der Genuss von künstlichen Nahrungsmitteln, die mit Fruchtzucker gesüßt werden.

Aber auch viele Obstsorten können bei Menschen mit Fruchtzucker-Unverträglichkeit erhebliche Probleme verursachen.

Welches Obst man verträgt und welches nicht, muss man im Zweifelsfall ausprobieren.

Viele Menschen mit einer Fruchtzucker-Unverträglichkeit müssen mit Obst jedoch generell zurückhaltend sein.

Das passt natürlich nicht zu der nachdrücklich geäußerten Empfehlung, täglich jede Menge Obst zu essen. Von den meisten Ernährungsexperten wird Obst als uneingeschränkt gesund empfohlen. Doch das trifft nicht auf Menschen mit Fruchtzucker-Unverträglichkeit zu.

Manche Menschen haben noch stärkere Probleme mit Fruchtzucker. Sie leiden an einer angeborenen Fruktose-Intoleranz. Diese Menschen dürfen gar keinen Fruchtzucker essen.

Galaktose - Schleimzucker

Kaum jemand kennt die Galaktose (auch Galactose) als Einfachzucker.

Das mag daran liegen, dass Galaktose auch kaum je einzeln vorkommt.

Viel bekannter ist die Galaktose zusammen mit Glukose als Laktose.

Laktose wird auch Milchzucker genannt, weil diese Zuckerart vor allem in Milchprodukten vorkommt.

Die Laktose wird weiter unten beschrieben.

Galaktose wird manchmal auch Schleimzucker genannt, weil sie in manchen Schleimhäuten enthalten ist.

Damit Galaktose im Körper als Energiespender dienen kann, muss sie zuvor chemisch umgebaut werden. Daher ist Galaktose keine schnell verwertbare Zuckerart.

Saccharose - Haushaltszucker

Der gewöhnliche Zucker, der im Haushalt verwendet wird, heißt Saccharose. Er setzt sich aus zwei Einfachzuckern zusammen, der Glukose und der Fructose.

Der Geschmack des Haushaltszuckers ist süß, was ihn sehr beliebt macht.

Weil die beiden Zuckermoleküle schnell voneinander getrennt sind, ist die Energie dieser Zuckerart schnell verfügbar, nur wenig langsamer, als wenn man reine Glukose zu sich nimmt.

Der Körper und der unbewusst gesteuerte Appetit sind gierig auf die schnelle Energie des süßen Geschmacks.

Daher wird Zucker heutzutage von den meisten Menschen im Übermaß genossen. Selbst in salzigen Fertiggerichten ist oft Zucker enthalten.

So wurde aus einer unproblematischen Substanz, die es früher nur selten zu besonderen Gelegenheiten gab, ein omnipräsenter Dickmacher mit Suchtpotential.

Gesundheitsbewusste Menschen haben den Zucker daher verteufelt. Ihnen gilt auch die kleinste Menge Zucker als extrem gesundheitsschädlich.

In der Praxis ist Zucker aber nur schädlich, wenn man zu viel davon isst.

Laktose - Milchzucker

Laktose ist fast ausschließlich in Milch und Milchprodukten enthalten. Deswegen wird Laktose auch Milchzucker genannt.

Wie der Haushaltszucker ist die Laktose eine Zweifachzucker. Sie besteht aus Glukose und Galaktose.

Laktose schmeckt nur schwach süß. In Reinform ist sie relativ körnig. Deshalb wird sie auch Sandzucker genannt.

Die reichliche Aufnahme von reiner Laktose fördert die Verdauung und kann gegen Verstopfung helfen. Dies ist der Haupteinsatzzweck von reinem Milchzucker.

Am häufigsten begegnet man dem Milchzucker jedoch in Milchprodukten. Nicht alle Milchprodukte enthalten Milchzucker. Bei manchen Milchprodukten, z.B. vielen Käsesorten, fehlt der Milchzucker, weil er mitsamt der Molke entfernt wurde.

Da Laktose in Lebensmitteln einen cremigen Geschmack bewirkt, verwendet die Lebensmittelindustrie gerne Laktose für ihre Fertigprodukte.

Laktose-Intoleranz

Nicht jeder Mensch kann Laktose problemlos verdauen.

In Mitteleuropa leiden etwa zehn Prozent der Menschen jenseits des Säuglingsalters an einer Laktose-Intoleranz. In anderen Gegenden der Welt, beispielsweise Asien ohne Indien, tritt Laktose-Intoleranz bei fast allen Menschen auf.

Die Laktose-Intoleranz hat eine ganz natürliche Ursache. Denn nur wenige Völker kennen Milch und Milchprodukte als Nahrung für große Kinder und Erwachsene. In den meisten Weltgegenden gibt es Milch nur für Säuglinge.

Daher bilden so viele Menschen nicht das Verdauungsenzym Laktase, um die Laktose aufspalten zu können.

Überall dort, wo die Milchviehhaltung seit Jahrtausenden zum Kulturgut gehört, können die meisten Menschen Laktose verarbeiten.

Manche Ernährungslehren, die stark aus Asien inspiriert sind, lehnen Milchprodukte prinzipiell ab. Das ist nachvollziehbar, weil die meisten Asiaten Probleme mit Milchprodukten haben. Für Menschen in Mitteleuropa sieht die Situation jedoch anders aus, weil nur relativ wenige Menschen eine Laktose-Intoleranz haben.

Ob Milchprodukte für den Einzelnen empfehlenswert sind oder nicht, hängt also in starkem Maße davon ab, ob man Laktose verträgt.

Inzwischen gibt es in vielen Läden laktosefreie Milch und andere Milchprodukte. So können auch Menschen mit Laktose-Intoleranz in den Genuss von Milchprodukten kommen, ohne unter Beschwerden zu leiden.

Typische Beschwerden bei Laktose-Intoleranz sind: Blähungen, Durchfall, Müdigkeit, Kopfschmerzen und andere neurologische Störungen.

Die Laktose-Intoleranz muss übrigens von der selteneren Milcheiweißallergie unterschieden werden. Bei der Milcheiweißallergie wird das Eiweiß der Kuh-Milch nicht vertragen, was zu allergischen Reaktionen führt.

Stärke

Mit Stärke werden Kohlenhydrate bezeichnet, die sich aus zahlreichen Glukose-Molekülen zusammensetzen.

Stärke ist vor allem in den klassischen Sattmachern enthalten wie Brot, Nudeln, Reis, Kartoffeln. Auch viele Gemüsearten enthalten mehr oder weniger viel Stärke. Außerdem findet man Stärke in zahlreichen Fertig-Nahrungsmitteln.

Die Pflanzen, in denen Stärke enthalten ist, nutzen die Stärke als Energiespeicher.

Im menschlichen Körper wirkt durch die Nahrung aufgenommene Stärke als Energiespender. Das ist der Hauptgrund, warum stärkehaltige Nahrungsmittel gegessen werden.

Stärke schmeckt zunächst nicht süß, weil die Zuckermoleküle in gebundener Form vorliegen. Nur wenn man stärkehaltige Nahrung lange kaut, bemerkt man einen süßen Geschmack, weil die Stärkemoleküle dann vom Speichel aufgeschlüsselt werden.

Die Hauptverdauung und Aufspaltung von Stärke findet jedoch erst im Darm statt. Die Stärke wird dort relativ zügig in einzelne Glukose-Moleküle zerlegt. Sie wirkt im Körper dann wie direkt gegessene Glukose (Traubenzucker).

Glykogen

Menschen und Tiere haben in ihren Körpern die Fähigkeit, Kohlenhydrate als Kurzzeit-Energiespeicher zu lagern.

Für diese Kohlenhydratspeicher wird aber nicht einfach Glukose aufgehoben, sondern in Form von Glykogen. Glykogen ist ein komplex aufgebautes Molekül, das sich aus vielen Glukose-Molekülen zusammensetzt.

Glykogen wird im menschlichen Körper in der Leber und den Muskeln gespeichert. Die gesamte Glykogenmenge, die maximal gespeichert werden kann, beträgt etwa 1600 Kilokalorien.

In der Ernährung spielt Glykogen keine wesentliche Rolle, aber man sollte es kennen, um den eigenen Körper beim Bewältigen von körperlicher Anstrengung besser verstehen zu können.

Die Glykogenspeicher dienen als eine Art Kurzzeit-Vorrat, um zwischen den Mahlzeiten die Energieversorgung aufrecht erhalten zu können.

Wenn man sich viel bewegt, können sich die Glykogenvorräte vorübergehend erschöpfen. Das spürt man daran, dass die Bewegungsleistung deutlich mühsamer wird. Dieses Phänomen tritt vor allem bei langen oder häufigen Ausdauerleistungen auf.

Wenn man trotz der Erschöpfung der Glykogenspeicher weiter trainiert, ohne zu essen, wird die Energie direkt aus den Fettpolstern bezogen. Das fördert das Abnehmen auf intensive Weise.

Weitertrainieren mit leeren Glykogenspeichern birgt aber die Gefahr eines körperlichen Zusammenbruchs mit Unterzuckerung, wenn der Körper nicht in der Lage ist, schnell genug Energie aus den Fettpolstern zur Verfügung zu stellen.

Nach größeren Mahlzeiten werden die Glykogenspeicher wieder aufgefüllt, damit für künftige Bewegungsleistung neue Energie verfügbar ist.

Insulin-Reaktion

Insulin ist ein lebenswichtiges Hormon zur Regulierung des Blutzuckerspiegels.

In den letzten Jahren ist Insulin jedoch als Dickmacher in Verruf geraten, als wäre es eine schädliche Substanz, die es zu vermeiden gilt.

Teilweise ist der Ruf als Dickmacher berechtigt, aber viele Ernährungsexperten übertreiben die Verteufelung des Insulins und sorgen für einen falschen Eindruck.

Das Insulin kümmert sich in erster Linie darum, dass nicht zu viel Glukose im Blut zirkuliert. Eine gewisse Glukose-Menge im Blut (Blutzucker) ist lebenswichtig, vor allem, damit das Gehirn genug Nahrung bekommt. Auch Niere und Blutkörperchen brauchen Glukose zur Ernährung.

Zu viel Glukose im Blut ist jedoch schädlich, weil das Blut dann zu dick wird (vereinfacht gesagt).

Daher sorgt das Insulin dafür, dass die überschüssige Glukose, die nach einer kohlenhydratreichen Mahlzeit im Blut zirkuliert, anderweitig untergebracht wird.

Die überschüssige Glukose wird zunächst in den Glykogenspeichern untergebracht. Wenn diese voll sind, wird die restliche Glukose als Fett in den Fettpolstern untergebracht. Bei der Umwandlung in Fett geht 25% der Nahrungsenergie verloren, aber häufig bleibt genug Nahrungs-Energie übrig, um üppige Fettpolster anzulegen.

Eine weitere Wirkung des Insulins ist eine gewisse Blockade der Fettverbrennung. Die Fettzellen, die gerade frisch mit umgewandelten Fett versorgt wurden, sollen ihr neues Fett natürlich nicht gleich wieder zur Bewegung verwenden. Stattdessen soll der verbleibende Blutzucker für die Bewegung genutzt werden.

Zu diesem Zweck bremst das Insulin den Fettabbau in den Fettzellen für etwa drei bis sechs Stunden. Der Fettabbau wird jedoch nicht komplett blockiert, wie häufig behauptet wird, sondern nur zu etwa einem Drittel verlangsamt.

Dennoch ist diese an sich sehr nützliche Wirkungsweise des Insulins sehr lästig, wenn man Abnehmen will.

Wenn man beispielsweise im Zweistunden-Takt kohlenhydratreiche Mahlzeiten zu sich nimmt, dann ist der Insulinspiegel ständig so hoch, dass der Fettabbau in den Fettzellen bestenfalls gebremst verläuft. Daher empfehlen sich längere Pausen zwischen den Mahlzeiten (ca. fünf Stunden). Außerdem ist es empfehlenswert, wenn nicht alle drei Mahlzeiten kohlenhydratreich sind.

Bei gesunden Menschen bewirkt Insulin außerdem ein Gefühl der Sättigung. Insulin signalisiert dem Gehirn, dass genug gegessen wurde.

Bei Menschen mit einer Insulin-Resistenz verschärft sich die Insulin-Problematik (siehe Seite 51). Durch die Insulin-Resistenz ist der Insulinspiegel ständig erhöht und nicht nur zwischen den Mahlzeiten. Die Blockade-Wirkung des Insulins hält also den ganzen Tag über an.

Daher fällt Abnehmen bei Menschen mit Insulin-Resistenz besonders schwer. Die Betroffenen sollten sich relativ kohlenhydratarm ernähren und auf Zwischenmahlzeiten möglichst verzichten, bis sich die Insulin-Resistenz bessert.

Das gleiche gilt auch für Menschen mit Diabetes II, denn Diabetes ist eine häufige Folge einer Insulinresistenz.

Ob eine Insulinresistenz vorliegt, kann man mithilfe einer Blutuntersuchung feststellen, bei der der Insulinspiegel vor dem Frühstück (nüchtern) gemessen wird. Ein erhöhter Nüchtern-Insulinspiegel spricht für eine Insulin-Resistenz.

Menschen ohne Insulinresistenz können zum Abnehmen zwar Zwischenmahlzeiten meiden und auf exzessive Kohlenhydratmengen verzichten. Sie brauchen sich jedoch nicht keine allzu großen Sorgen um ihren Insulinspiegel zu machen. Auch eine extrem kohlehydratarme Ernährung ist nicht notwendig.

Insulin ist im Normalfall weder ein Teufel noch ein Killer, sondern ein lebenswichtiges Hormon, das bei zu hohem Kohlenhydratkonsum Nebenwirkungen entwickeln kann.

Regelmäßige Bewegung hilft gegen alle Probleme, die durch Insulin verursacht werden können. Bewegung senkt nämlich ihrerseits den Blutzuckerspiegel, weil durch die Bewegung Energie verbraucht wird.

Bei der Blutzuckersenkung durch Bewegung wird auch nicht die Fettverbrennung gebremst, sondern im Gegenteil sogar angekurbelt.

Glykämischer Index

Einige beliebte Diäten der letzten Jahre basieren auf dem Glykämischen Index, manchmal auch Glyx genannt.

Ursprünglich wurde der glykämische Index in der Diabetes-Forschung verwendet, um die Wirkung eines Nahrungsmittels auf den Blutzuckerspiegel untersuchen zu können.

Bei den Diäten soll der glykämische Index darüber Auskunft geben, wie dick ein Nahrungsmittel macht.

Die Theorie dahinter besagt, dass Nahrungsmittel mit einem hohen glykämischen Index eine überschießende Insulinausschüttung hervorrufen. Infolgedessen würde der Blutzuckerspiegel zu schnell wieder absinken, bis es zu einem Unterzucker-Zustand kommt. Der Unterzucker-Zustand soll dann Heißhunger auf neue Kohlenhydrate bewirken.

Je nach Diät wird ein Nahrungsmittel mit einem glykämischen Index unter 50 als günstig bewertet und mit über 50 als ungünstige. Einige Diäten unterteilen die Bewertung auch noch feiner abgestuft.

Die Bedeutung des glykämischen Index für das Körpergewicht und die Theorie zur Wirkungsweise bei Übergewicht ist jedoch wissenschaftlich nicht anerkannt. Tatsächlich kommt es bei gesunden Menschen nicht zu Unterzucker-Zuständen nach kohlenhydratreichen Mahlzeiten. Dies geschieht höchstens bei Menschen mit Diabetes oder Insulin-Resistenz.

Zur Bestimmung des glykämischen Index auf ein Nahrungsmittel wird soviel von diesem Nahrungsmittel gegessen, bis 100 Gramm darin enthaltene Kohlenhydrate zusammenkommen.

Bei reinem Traubenzucker müsste man 100 Gramm essen, um auf 100 Gramm Kohlenhydrate zu kommen. Bei Weißbrot müsste man 208 Gramm essen und bei Karotten sogar 2200 Gramm.

Hier werden also, um bei den Beispielen zu bleiben, 100 Gramm Traubenzucker, 208 Gramm Weißbrot und 2200 Gramm Karotten miteinander verglichen.

Nach Verzehr der jeweiligen Nahrungsmittel-Menge wird der Blutzuckerspiegel mehrmals über einen gewissen Zeitraum gemessen und anschließend als Gesamtwirkung miteinander verrechnet.

Der Basiswert, an dem sich alle anderen Werte orientieren ist ein Glykämischer Index von 100 für Traubenzucker.

Weißbrot und Karotten haben einen glykämischen Index von 70, Äpfel haben einen glykämischen Index von 38, Fruchtzucker hat einen glykämischen Index von 32, und Butter hat einen glykämischen Index von 0.

Allein schon anhand dieser Aufzählung wird deutlich, dass der glykämische Index für das Abnehmen einige Schwachpunkte haben muss.

Weißbrot und Karotten werden als gleich ungünstig bewertet. Dabei wird völlig ignoriert, dass man von Karotten die zehnfache Menge essen muss, um auf 100 Gramm Kohlenhydrate zu kommen.

Dass Fruchtzucker einen niedrigen glykämischen Index hat, liegt daran, dass beim glykämischen Index nur die Wirkung der Glukose berücksichtigt wird. Die Tatsache, dass Fructose noch dicker macht als Glukose wird hierbei ignoriert.

Der extrem niedrige glykämische Index von Butter liegt daran, dass Butter gar keine Kohlenhydrate enthält. Der Fettgehalt spielt beim glykämischen Index gar keine Rolle, eher sogar eine senkende.

Der glykämische Index hat noch weitere Schwächen, die eine alleinige Ausrichtung nach dieser Messgröße in Frage stellen.

Je nachdem, mit was man ein Nahrungsmittel kombiniert, ändert sich der glykämische Index. Wenn man einem Nahrungsmittel Fett oder Essig beifügt, wird der glykämische Index gesenkt.

Der glykämische Index schwankt auch von Mensch zu Mensch und je nach Tagesform. Außerdem spielt der Reifegrad der jeweiligen Nahrungsmittel eine wesentliche Rolle.

Die in Listen angegebenen Werte des glykämischen Index sind also bestenfalls Näherungswerte.

Dennoch kann eine Ernährung unter Berücksichtigung des glykämischen Index für manche Menschen einige Vorteile bringen. Vor allem Menschen mit einer Insulinresistenz oder einem Diabetes könnten davon profitieren, den glykämischen Index zu berücksichtigen.

Durch den glykämischen Index werden einige besonders starke Dickmacher vermieden, wie beispielsweise Zucker, süßes Gebäck, Chips oder Cola-Getränke. Das kann durchaus beim Abnehmen helfen.

Wenn man sich streng an die Vorgaben einer Diät nach dem glykämischen Index richtet, bleiben jedoch einige gesunde Schlankmacher auf der Strecke, allen voran die Karotte.

Glykämische Last

Die glykämische Last ist sozusagen eine Weiterentwicklung des glykämischen Index. Sie berücksichtigt auch die Menge der Kohlenhydrate, die in einem Nahrungsmittel enthalten sind.

Dadurch wird verhindert, dass beispielsweise Karotten und Weißbrot als gleich dickmachend gelten.

Andere Nachteile einer Nahrungsbewertung nach dem glykämischen Index bleiben jedoch bestehen, beispielsweise dass Fruchtzucker oder Fett als problematische Nahrungsbestandteile ignoriert werden.

Eine bekannte Ernährungslehre, die sich vorwiegend an der glykämischen Last orientiert, ist die Logi-Methode.

Fazit zu Kohlenhydraten

In den letzten Jahren hat sich durch Studien und praktische Erfahrung herausgestellt, dass Kohlenhydrate mehr zum Übergewicht beitragen können, als von offizieller Seite (DGE) behauptet wird.

Es gibt verschiedene Arten von Kohlenhydraten, die sich unterschiedlich auf den Körper und das Übergewicht auswirken können.

Süße Kohlenhydrate wie beispielsweise Zucker, Süßigkeiten oder süße Limonaden fördern die Entstehung von Fettpolstern, wenn man zu viel davon zu sich nimmt.

Besonders problematisch ist auch Fruchtzucker, denn er fördert Übergewicht und Diabetes offenbar stärker als Glukose oder Haushaltszucker. Die Problematik des Fruchtzuckers wird von Ernährungslehren nach dem glykämischen Index nicht berücksichtigt.

Auch stärkereiche Nahrungsmittel, die nicht süß schmecken, können dick machen, wenn man zu viel davon isst.

Es ist also durchaus sinnvoll, die Menge der Kohlenhydrate etwas zu reduzieren, wenn man abnehmen will.

Eine stark kohlenhydrat-reduzierte Ernährung kann jedoch erhebliche Nachteile haben.

Kohlenhydrate machen nämlich auch zufrieden, weil das Gehirn glücklich machende Endorphine ausschüttet, wenn man Kohlenhydrate isst.

Eine streng kohlenhydratarme Ernährung kann unzufrieden und frustriert machen. Das trifft anscheinend nicht auf alle Menschen zu, denn einige Menschen fühlen sich mit wenig Kohlenhydraten sehr wohl, viele werden aber zunehmend unglücklich, wenn sie auf Kohlenhydrate verzichten müssen.

Außerdem besteht bei einer sehr kohlenhydratarmen die Gefahr, dass man sich zu fettreich ernährt, um die reduzierten Kohlenhydrate auszugleichen. Das würde dem Abnehmerfolg jedoch im Wege stehen.

Eine Reduktion der Kohlenhydrate mit Augenmaß ist jedoch sehr sinnvoll, wenn man abnehmen will.

Fette

Fett war jahrzehntelang der Hauptbösewicht beim Thema Übergewicht.

Das lag aus zwei Gründen auch relativ nahe denn:

- Ein Gramm Fett hat 9,3 Kilokalorien, also immerhin mehr als doppelt so viel wie Kohlenhydrate und Eiweiße.
- Fett muss nicht umgewandelt werden, um als Fett im Körper gespeichert werden zu können. Es kann einfach eingelagert werden.

Daraus schlossen Ernährungsexperten, dass Fett fett macht.

Fortan wurde fettarme Ernährung propagiert, um Übergewicht zu verhindern und abzubauen.

Zahlreiche fettarme Produkte wurden erfunden und angeboten, vor allem bei Milchprodukten.

Die Deutsche Gesellschaft für Ernährung (DGE) machte sich die Empfehlung für fettarme Ernährung zu Eigen und ist heute immer noch der gleichen Meinung.

Doch trotz zahlloser Light-Produkte und einer nachweislichen Reduktion des Fettverzehrs in der Bevölkerung sind inzwischen immer mehr Menschen übergewichtig.

Dies ist ein Hauptgrund dafür, dass viele Ernährungsexperten sich inzwischen auf die Kohlenhydrate als Haupt-Dickmacher konzentrieren.

Aber was hat es mit dem Fett auf sich? Wie wirkt es tatsächlich auf den Körper? Und sollte man es nun meiden oder kann man es unbesorgt essen?

Aufbau der Fette

Fette sind unterschiedliche Substanzen mit gewissen Gemeinsamkeiten.

Ein Hauptbestandteil aller Fette ist das Glycerin.

An jedem Glycerin-Molekül hängen drei Fettsäuren. Aufgrund dieser Zusammensetzung werden diese Fette auch Triglyceride genannt.

Die Fettsäuren können sehr unterschiedlich sein. Es gibt sie in lang, in kurz, in gesättigt und in ungesättigt.

Je nach Art der Fettsäuren ist das Fett unterschiedlich beschaffen. Es kann bei Zimmertemperatur flüssig oder fest sein, der Schmelzpunkt kann unterschiedlich hoch sein.

Fett wird benötigt, um fettlösliche Vitamine aufzunehmen und zu verarbeiten. Außerdem braucht der Körper Fett, um neue Körperzellen zu bilden, insbesondere die Zellmembran. Daher ist eine gewisse Fettmenge im Essen lebensnotwendig.

Jede Art von Fett hat gleich viel Kalorien.

Aber es gibt erhebliche Unterschiede in der gesundheitlichen Wirkung der verschiedenen Fettarten.

In der Bewertung der Fettarten wurden in den letzten Jahren neue Erkenntnisse gewonnen, die zu anderen Verzehrempfehlungen führen.

Pflanzenöle haben ein wenig an positiver Einschätzung verloren und Milchfette hingegen gewonnen. Als besonders schädlich wurden Transfette erkannt, also gehärtete Pflanzenöle.

Gesättigte Fettsäuren

Der chemische Aufbau der Fettsäuren ist es, der den Unterschied bei Fetten bewirkt.

Fettsäuren bestehen unter anderem aus sogenannten Kohlenwasserstoffketten, die unterschiedlich lang sind.

Manche Fettsäuren haben zwischen ihren Kohlenstoffatomen immer nur eine einzelne Verbindung. Diese Fettsäuren werden "gesättigt" genannt.

Die gesättigten Fettsäuren kommen vor allem bei tierischem Fett vor, also in Fleisch oder Milchprodukten.

Gesättigte Fettsäuren gelten seit Jahrzehnten als ungesund. Vor allem Herz-Kreislauferkrankungen wie Herzinfarkt oder Schlaganfall sollen durch gesättigte Fettsäuren gefördert werden.

Zahlreiche Studien haben seitdem jedoch ergeben, dass der Verzehr von gesättigten Fettsäuren in keinem Zusammenhang mit Erkrankungen des Herz-Kreislauf-Systems stehen. Nicht einmal das Übergewicht steht in direktem Zusammenhang mit gesättigten Fettsäuren gegenüber ungesättigten Fettsäuren.

Ungesättigte Fettsäuren

Bei ungesättigten Fettsäuren sind ein oder mehr Verbindungen zwischen den Kohlenstoffatomen doppelt vorhanden. Diese Fettsäuren haben einen niedrigeren Schmelzpunkt als gesättigte Fettsäuren. Sie sind bei Zimmertemperatur also flüssig.

Die ungesättigten Fettsäuren sind vor allem in Pflanzenölen vorhanden.

Sie gelten als erheblich gesünder als die gesättigten Fettsäuren, weil sie gut für die Blutgefäße sein sollen. Daher sollen sie das Risiko für Herzinfarkt und Schlaganfall mindern können.

Aufgrund dieser Theorie wurden Pflanzenöle empfohlen, wohingegen tierische Fette verpönt waren.

Butter wurde als ungesund betrachtet und stattdessen Margarine angepriesen. Margarine enthält jedoch häufig gehärtete Pflanzenöle, die inzwischen als Transfette ganz oben auf der Liste der ungesunden Nahrungsmittel stehen (siehe unten).

Jeder, der der Gesundheit zuliebe jahrelang auf Butter verzichtet und stattdessen Margarine gegessen hat, hat seiner Gesundheit letztlich geschadet.

Das zeigt ganze deutlich, dass Gesundheitsempfehlungen grundlegend falsch sein können, selbst wenn sie von allen Experten ständig wiederholt werden.

Sogar die Lehre von den gesunden ungesättigten Fettsäuren kann inzwischen als überholt betrachtet werden. In zahlreichen Studien wurde kein Zusammenhang zwischen ungesättigten Fettsäuren und einem gesünderen Herz-Kreislauf-System festgestellt.

Cholesterin

Cholesterin ist ein Lipid, eine Substanz, die den Fetten ähnlich ist.

Man findet es in tierischen Nahrungsmitteln, beispielsweise in Eiern, Butter oder fettem Fleisch.

Die meisten Menschen wissen von Cholesterin nur, dass es sehr ungesund sein soll, weil es Herzinfarkt und Schlaganfall fördern soll.

Cholesterin ist aber vor allem eine lebensnotwendige Substanz. Man braucht Cholesterin, um die Zellen aufzubauen, vor allem die Zellmembranen und die Nervenzellen. Außerdem braucht man Cholesterin als Grundstoff für den Gallensaft und zahlreiche Hormone.

Der Körper stellt das Cholesterin in der Leber selbst her.

Das Cholesterin in der Nahrung hat kaum eine Auswirkung auf die Cholesterinmenge, die schließlich im Blut zirkuliert.

Eine gut funktionierende Leber scheidet überflüssiges Cholesterin nämlich über den Gallensaft aus und passt die Eigenproduktion auf den Bedarf an.

Zu viel Cholesterin im Blut kommt also nicht durch zu viel Cholesterin in der Nahrung, sondern erstaunlicherweise eher von zu viel Fruchtzucker oder anderen Kohlenhydraten in der Nahrung.

Auch eine erbliche Veranlagung kann für einen erhöhten Cholesterinspiegel im Blut sorgen. Nur sehr wenige Menschen reagieren mit einem erhöhten Cholesterinspiegel auf Cholesterin in der Nahrung.

Einer erhöhter Cholesterinspiegel ist laut verschiedenen medizinischen Studien übrigens nicht in dem Maße gesundheitsschädlich, wie immer noch oft behauptet wird.

Es gibt zwei Arten von Cholesterin, das als schädlich geltende LDL und das als gesundheitsfördernd geltende HDL.

Ein hoher HDL-Spiegel kann einen erhöhten LDL-Spiegel ausgleichen.

Der HDL-Spiegel ist erhöht, wenn man viel Knoblauch isst und Sport treibt.

Aufgrund der aktuellen Erkenntnisse über Cholesterin gibt es für die meisten Menschen keinen Grund, Butter und Eier zu meiden.

Transfette

Bei Transfetten handelt es sich um Fette mit chemisch veränderten Fettsäuren, die beispielsweise durch industrielle Verarbeitung von Fetten entstehen.

Durch medizinische Studien hat man herausgefunden, dass Transfette tatsächlich schädlich für das Herz-Kreislaufsystem sind, anders als die gesättigten Fettsäuren, von denen man diese Schädlichkeit irrtümlicherweise annahm.

Häufig entstehen Transfette durch die Härtung von Pflanzenölen.

Daher kamen Transfette häufig in größeren Mengen in Margarine vor. Inzwischen enthalten die meisten Margarinesorten nur noch wenige Transfette.

Gehärtete Pflanzenöle und somit Transfette kommen aber auch in zahlreichen gebratenen, frittierten und gebackenen Nahrungsmitteln vor, wenn bei der Zubereitung gehärtete Fette verwendet werden. Daher findet man Transfette beispielsweise in Pommes frites, Chips oder Keksen.

Problematisch ist auch die Erhitzung an sich, vor allem wenn man dazu Fette mit ungesättigten Fettsäuren verwendet. Das bedeutet, dass es sehr ungesund ist, wenn man Pflanzenöle mit vielen ungesättigten Fettsäuren zum Braten verwendet. Zum Braten verwendet man daher besser Fette mit gesättigten Fettsäuren, beispielsweise Butterschmalz oder Kokosfett.

Pflanzenöle mit ungesättigten Fettsäuren verwendet man besser nur für die kalte Küche, also beispielsweise in Salaten.

Omega-3-Fettsäuren und Omega-6-Fettsäuren

Die Omega-3-Fettsäuren stehen seit einigen Jahren besonders im Rampenlicht.

Bei Omega-3-Fettsäuren handelt es sich um besondere ungesättigte Fettsäuren. Sie kommen vor allem in Fischen und in Leinöl vor. Auch in Rapsöl, Sojaöl und Walnussöl finden sich nennenswerte Mengen davon. Sogar die Fette in Milchprodukten haben einen geringen Anteil an Omega-3-Fettsäuren.

Durch medizinische Studien hat man festgestellt, dass Omega-3-Fettsäuren sehr gesundheitsfördernd sind. Sie helfen gegen Allergien, entzündliche Prozesse, Gelenkentzündungen, Neurodermitis und stärken das Immunsystem.

Weil der Körper die Omega-3-Fettsäuren braucht und nicht selbst herstellen kann, werden sie auch als essentielle Fettsäuren bezeichnet. Daher wurden sie für eine Weile auch Vitamin F genannt.

Auf der anderen Seite gibt es Omega-6-Fettsäuren, die vor allem in Pflanzenölen enthalten sind.

Sie sind prinzipiell auch sehr wichtig für den Körper. Aber wenn man zu viel Omega-6-Fettsäuren zu sich nimmt, vor allem im Verhältnis zu Omega-3-Fettsäuren, dann kann es zu Allergien, Entzündungen, Herzkrankheiten und Diabetes kommen.

Durch die Beliebtheit der Pflanzenöle hat sich das Verhältnis zwischen Omega-3 und Omega-6 Fettsäuren in den letzten Jahrzehnten ungünstig entwickelt.

In den Industrieländern liegt das Verhältnis von Omega-6 zu Omega-3-Fettsäuren bei mehr als 7:1, in den USA sogar bei 10:1.

Ein günstiges Verhältnis wäre 3:1 bis 5:1.

Statt Pflanzenöle wie Distelöl, Sonnenblumenöl und Traubenkernöl, die ein Verhältnis von über 100:1 haben, sollte man besser günstigere Öle verwenden, beispielsweise Rapsöl mit 3:1.

Außerdem ist es förderlich, wenn man häufig Fisch isst, vor allem fetten Seefisch.

Falls man ungern Fisch isst, und trotzdem den Eindruck hat, dass man mehr Omega-3-Fettsäuren braucht, beispielsweise weil man unter Allergien leidet, kann man auch Omega-3-Fettsäuren in Kapselform einnehmen. Es gibt sie von Seefischen oder aus Leinöl stammend.

Olivenöl enthält übrigens weder Omoega-6 noch Omega-3-Fettsäuren in wesentlichen Mengen. Daher ist es in dieser Hinsicht neutral. Da es in anderer Hinsicht sehr gesund zu sein scheint, kann man es durchaus empfehlen.

Fette in Milchprodukten

Der Fettgehalt von Milch und Milchprodukten hat traditionell einen ziemlich schlechten Ruf.

Vor allem Butter gilt vielen noch als ungesund, weil sie viel gesättigte Fettsäuren und Cholesterin enthält. Die Cholesteringefahr durch Butter hat sich inzwischen jedoch als Märchen entpuppt.

Auch die geschmähten gesättigten Fettsäuren, die im Milchfett enthalten sind, sind weniger gesundheitsschädlich als lange Zeit vermutet.

Einen neu entdeckten Vorteil gibt es sogar bei Milchfett, denn es enthält kaum Omega-6-Fettsäuren aber gewisse Mengen Omega-3-Fettsäuren. Das Verhältnis der beiden zueinander ist also als günstig zu betrachten.

Nach aktuellem Stand der Forschung sind die Fette in Milchprodukten also eher gesünder als manche Pflanzenöle, beispielsweise als Distelöl oder Sonnenblumenöl.

Einen Nachteil haben Milchprodukte jedoch für abnehmwillige Menschen:

Viele Milchprodukte enthalten relativ große Mengen Fett.

Das trifft nicht nur auf Butter, sondern auch auf viele Käsesorten, Creme fraiche oder Sahnequark zu.

Selbst normale Vollmilch mit 3,5% Fett kann das Übergewicht fördern, wenn man literweise davon trinkt.

Von den meisten Milchprodukten gibt es auch halbfette oder magere Varianten. Einige dieser fettreduzierten Milchprodukte eignen sich durchaus als Ersatz aber manche schmecken auch deutlich weniger lecker.

Daher muss jeder zwischen persönlichem Geschmack und Fettkalorien abwägen.

Fazit zu Fetten

Fette sind nicht die einzigen Bösewichte bei der Entstehung von Übergewicht.

Sie sind aber auch nicht völlig unschuldig, wie manche Verfechter der kohlenhydratarmen Diäten behaupten.

Fette tragen, genau wie Kohlenhydrate, zum Übergewicht bei, wenn man zu viel davon isst.

Eine gewisse Menge Fett ist lebensnotwendig. Man sollte täglich etwa 30 bis 60 Gramm Fett zu sich nehmen. Mehr Fett trägt aber zum Übergewicht bei.

Nach dem aktuellen Stand der Forschung sollte man beim Fettverzehr auf ein günstiges Verhältnis zwischen Omega-6-Fettsäuren und Omega-3-Fettsäuren achten. Daher empfiehlt sich die Nutzung von Rapsöl und der Verzehr von fetten Seefischen. Selbst Butter und andere fette Milchprodukte sind günstig in Hinblick auf Omega-3-Fettsäuren.

Olivenöl hat sich generell als gesundheitsförderlich herausgestellt.

Meiden sollte man nach Möglichkeit die Transfette, die in gehärtetem Fett enthalten sind. Sie entstehen auch durch Hitzeeinwirkung beim Braten, Frittieren oder Backen. Um die Entstehung von Transfetten bei der Zubereitung zu verhindern, sollte man keine Fette mit ungesättigten Fettsäuren erhitzen, also möglichst kein Distelöl, Sonnenblumenöl und andere Pflanzenöle mit einem hohen Gehalt an ungesättigten Fettsäuren.

Proteine / Eiweiß

Proteine stellen bei der Ernährung das dritte Standbein der Makronähr-stoffe dar.

Sie sind vor allem in Fleisch, Fisch, Eiern und Milchprodukten enthalten. Aber auch pflanzliche Nahrung enthält mehr oder weniger viel Proteine.

Die Proteine, auch Eiweiße genannt, werden in erster Linie als Bau-material für alle Zellen des Körpers gebraucht. Nur wenn nicht genug Kohlenhydrate und Fette gegessen werden, verwendet der Körper die Proteine auch als Energiespender.

Als Energiespender liefern Proteine 4,1 Kilokalorien pro Gramm, also genau so viel wie Kohlenhydrate.

Bei der Umwandlung der Proteine zur Nutzung als Energiespender gehen jedoch etwa 20% der Nahrungsenergie verloren. Außerdem wird durch die Umwandlung von Proteinen der Stoffwechsel angeregt. Man könnte Proteine also in gewisser Weise als Fatburner betrachten.

Für abnehmwillige Menschen spielen Proteine nicht nur aus diesem Grund eine wesentliche Rolle.

Proteine sättigen nachhaltig, vor allem im Verhältnis zu den in ihnen enthaltenen Kalorien. Das heißt, wenn man 200 Kilokalorien Proteine isst, ist man länger und nachhaltiger satt als wenn man 200 Kilokalorien Kohlenhydrate isst.

Proteine helfen beim Muskelwachstum, vor allem, wenn man Sport treibt. Durch die vermehrten Muskeln wird der Grundumsatz erhöht und das Abnehmen fällt leichter.

Proteine, die man abends isst, unterstützen die Ausschüttung des Wachs-tumshormons. Dieses Hormon kann dann über Nacht im Körper Repara-turarbeiten vornehmen. Durch diese Reparaturen werden Kalorien und Proteine verbraucht. Als Energiespender werden die Fettpolster genutzt, weil man im Schlaf ja nicht isst.

Wenn man beim Abnehmen die Menge der Kohlenhydrate und des Fettes einschränkt, erhöht sich dadurch der Anteil der Proteine in der Nahrung. Daher ist es wichtig, dass man weiß, was es mit den Proteinen auf sich hat.

Aufbau der Proteine

Proteine sind komplex aufgebaute Moleküle, die aus verschieden vielen Aminosäuren zusammengesetzt sind.

Aminosäuren sind ihrerseits organische Verbindungen, die, anders als Kohlenhydrate und Fette, mindestens ein Stickstoffatom enthalten.

Je nachdem, welche Aminosäuren in welcher Reihenfolge zusammengesetzt sind, können Proteine sehr unterschiedlich beschaffen sein. Es gibt etwa 5000 verschiedene Proteine im menschlichen Körper.

Kleine Proteine können flüssig scheinen und als Hormon wirken. Auch Verdauungsenzyme sind Proteine.

Größere Proteine dienen als Baumaterial für den Körper. Sie können rundlich sein oder auch faserig, je nach Bedarf des Baumaterials.

Biologische Wertigkeit der Proteine

22 verschiedene Aminosäuren sind als Bausteine für Proteine bekannt. Einen Teil dieser Aminosäuren kann der menschliche Körper aus anderen Aminosäuren selbst zusammenbauen. Einige andere kann der Körper nicht selbst zusammenbauen.

Die Aminosäuren, die nicht vom Körper zusammengebaut werden können, nennt man essentielle Aminosäuren. Es gibt 8 verschiedene essentielle Aminosäuren, bei Jugendlichen und Rekonvaleszenten sind es sogar zwei mehr.

Die essentiellen Aminosäuren müssen mit der Nahrung aufgenommen werden. Je nach Aminosäuren-Art in unterschiedlicher Menge.

Die biologische Wertigkeit eines Proteins besagt, ob alle essentiellen Aminosäuren darin enthalten sind und ob das Mengenverhältnis optimal ist. Dabei kommt es darauf an, wie ähnlich ein Protein dem menschlichen Gesamtvorkommen an Proteinen ist.

Das Ei-Protein wurde mit einer biologischen Wertigkeit von 100% festgelegt, weil es zum damaligen Zeitpunkt als Protein mit der höchsten Wertigkeit galt.

Daraus ergeben sich folgende beispielhafte Werte:

- Ei (Eiklar und Eigelb)   100
- Molkeprotein   110
- Kartoffeln   99
- Fisch   94

- Rindfleisch   92
- Kuhmilch   91
- Soja   85
- Käse   84
- Reis   80
- Bohnen   72
- Putenfleisch   70
- Weizen   58

Durch geschickte Kombinationen kann die Wertigkeit der Gesamtmischung erhöht werden, denn dem einen Nahrungsmittel fehlt die eine Sorte Aminosäuren und einem anderen Nahrungsmittel andere Aminosäuren. Dieses Wissen ist vor allem für die vegetarische oder fleischarme Ernährung wichtig, denn so kann man auch ohne Fleisch eine hohe Protein-Wertigkeit erreichen.

Hier einige sehr günstige Eiweiß-Kombinationen:

- Mais und Bohnen   101
- Kartoffeln und Quark   130
- Kartoffeln und Ei   137
- Brot und Ei   123
- Brot und Quark   125
- Brot und Gemüsesuppe   ca. 100
- Reis und Linsen oder Bohnen   ca. 100

Eiweiß-Bedarf

Erwachsene Menschen brauchen je nach Autor zwischen 0,8 und 1,2 Gramm Eiweiß pro Tag und Kilogramm Körpergewicht.

Bei einem Menschen mit 70 Kilogramm Gewicht wären das also durchschnittlich 70 Gramm Eiweiß pro Tag.

Wer zum Abnehmen mehr Muskeln aufbauen will, oder gar Bodybuilding betreibt, braucht mehr Eiweiß. Etwa 2 Gramm Eiweiß pro Kilogramm Körpergewicht und Tag sind dann sinnvoll. Daraus ergeben sich für einen 70 kg schweren Menschen 140 Gramm Proteine pro Tag.

In der durchschnittlichen Ernährung in Mitteleuropa sind etwa 100 Gramm Proteine pro Tag enthalten. Das deckt mehr als den normalen Tagesbedarf. Bei dieser durchschnittlichen Ernährung sind jedoch regelmäßige Fleischmahlzeiten enthalten.

Wer nur selten oder gar kein Fleisch und Fisch isst, kann durchaus unter der empfohlenen Eiweißmenge liegen. Bei Vegetariern, die regelmäßig Milchprodukte und Eier essen, kommt es meistens nicht zu einem gefährlichen Eiweißmangel. Veganer müssen sich jedoch extrem bewusst ernähren, um genug Proteine zu bekommen.

Proteine in Fleisch und Fisch

In Fleisch und Fisch sind besonders viele Proteine enthalten. Daher gelten sie in der Ernährung als wichtige Proteinspender.

Die biologische Wertigkeit bei Fleisch und Fisch ist hoch bis relativ hoch. Fisch und Fleisch von Säugetieren hat eine höhere Wertigkeit als Geflügelfleisch.

Wenn man beim Abnehmen seinen Eiweißbedarf vorwiegend durch Fleisch und Fisch decken will, braucht man mehrere Fleisch- und Fischmahlzeiten pro Woche.

Fisch ist zum Abnehmen besonders gut geeignet, weil er meistens eher fettarm ist. Das im Fisch enthaltene Fett enthält viel Omega-3-Fettsäuren. Außerdem enthält Fisch viel hochwertiges Eiweiß. Ein bis drei Fischmahlzeiten pro Woche helfen auf gesunde Weise beim Abnehmen.

Bei den Fleischsorten gilt mageres Geflügelfleisch als besonders günstig für die Gesundheit und das Abnehmen.

Rotes Fleisch von Säugetieren, insbesondere Schweinefleisch gilt als weniger gesund. Dabei sollte man jedoch berücksichtigen, dass beispielsweise Rindfleisch viel Eisen enthält und auch reichlich L-Carnitin, das bei der Umwandlung von Körperfett zu Muskelmasse hilft.

Im normalen Leben reicht es normalerweise völlig, wenn man eine Fleischmahlzeit pro Woche isst. Doch wenn man abnehmen und Muskelmasse aufbauen will, empfehlen sich mehrere Fleischmahlzeiten pro Woche.

Wenn man viel Fleisch und Fisch isst, besteht bei Menschen mit einer Neigung zu Gicht, die Gefahr, dass man an Gicht erkrankt. Daher sollte man auf purinarme Fleischsorten achten, wenn man Verwandte mit Gicht hat oder unter Hyperurikämie leidet.

Proteine in Milchprodukten

Milchprodukte enthalten relativ viel Proteine. Die Proteine in Milchprodukten haben zudem eine hohe biologische Wertigkeit.

Leider sind die meisten Milchprodukte relativ fettreich, sodass sie bei reichlichem Verzehr eine Menge Kalorien haben (siehe auch Seite 110).

Von den meisten Milchprodukten gibt es auch fettarme Varianten. Ob man sich damit geschmacklich anfreunden kann, ist jedoch eine Frage des persönlichen Geschmacks. Vor allem fettarmer Hartkäse kann geschmacklich eher frustrierend sein. An fettarmen Quark und Jogurt kann man sich für bestimmte Einsatzzwecke durchaus gewöhnen.

Für das Abnehmen kann es hilfreich sein, wenn man zumindest einen Teil seines Proteinbedarfs durch fettreduzierte Milchprodukte deckt.

Einige Milchprodukte enthalten übrigens auch Kohlenhydrate, und zwar die Laktose (siehe Seite 97). Milch und Jogurt enthalten beispielsweise 4,6% Laktose und Quark enthält 2,7% Laktose. Das sind zwar keine großen Mengen, aber wenn man viel davon isst, kommen auch einige Kohlenhydrate zusammen.

Hartkäse enthält keine Kohlenhydrate, weil die Kohlenhydrate mitsamt der Molke entfernt wurden. Dafür enthält Hartkäse umso mehr Fett, sodass er ein sehr kalorienreicher Eiweißspender ist.

Eier sind zwar keine Milchprodukte, aber da sie zu kaum einer anderen Nahrungsmittelgruppe passen, werden sie häufig zu den Milchprodukten gerechnet.

Als Proteinspender sind Eier sehr gut geeignet, weil sie sehr hochwertiges Eiweiß enthalten. Sie enthalten jedoch auch eine gewisse Menge Fett und daher etwa mittelviel Kalorien. Zum Abnehmen sind sie relativ gut geeignet.

Pflanzliche Proteine

Die meisten Pflanzen enthalten weniger Proteine als die meisten tierischen Nahrungsmittel.

Unter den Pflanzen haben vor allem Hülsenfrüchte relativ viel Eiweiße. Besonders hoch ist der Proteinanteil bei der Sojabohne. Soja-Eiweiß hat auch eine sehr hohe biologische Wertigkeit.

Unglücklicherweise enthält Soja reichlich Phytoöstrogene, sodass eine Östrogen-Dominanz verstärkt werden kann, wenn man viel davon isst. Dies ist vor allem in den ersten Jahren der Wechseljahre ein Problem, weil dann meistens eine Östrogendominanz vorliegt. Daher sollte man Sojaprodukte in dieser Zeit möglichst meiden. Erst in der zweiten Hälfte der Wechseljahre ist der Verzehr von reichlich Sojaprodukten wieder empfehlenswert.

Auch Getreide enthält Eiweiß mit mittleren Mengen. Die Wertigkeit des Getreide-Proteins ist zwar nicht sehr hoch, doch wenn man Getreide mit Hülsenfrüchten oder Milchprodukten kombiniert, ist die Wertigkeit ausreichend hoch.

Ein guter Eiweißspender sind auch Kartoffeln. Das Protein der Kartoffeln hat erstaunlicherweise eine sehr hohe biologische Wertigkeit, die fast der von Vollei entspricht.

Um den erhöhten Eiweißbedarf zum Abnehmen und Muskelaufbau vorwiegend mit pflanzlicher Nahrung zu decken, müsste man sehr viel essen, wodurch man letztlich zu viele Kohlenhydrate zu sich nehmen würde.

Protein-Drinks

Wenn man nicht gerne Fleisch isst, wenig Zeit oder Kochlust hat, dann kann man einen Teil seines Protein-Bedarfs auch mit Eiweiß-Drinks decken.

Solche Eiweißdrinks sind vor allem dann interessant, wenn man mithilfe von Krafttraining Muskeln aufbauen will, um leichter abnehmen zu können.

Doch nicht jedes Pulver, auf dem "Proteine" steht, ist für diesen Zweck geeignet.

Viele Pulverdrinks enthalten große Mengen Kohlenhydrate (ca. 50%), vor allem solche, die sich als "Diätdrink" bezeichnen. Mit solchen Drinks deckt man weniger seinen Proteinbedarf als dass man eine zuckersüße Kalorienbombe zu sich nimmt. Solche Drinks sind bestenfalls dazu geeignet, um vollständige Mahlzeiten durch Flüssignahrung zu ersetzen. Eine ausreichende Sättigung wird dadurch meistens nicht erreicht.

Eiweiß-Drinks zur Deckung des Proteinbedarfs findet man eher in Fitnessstudios. Man bekommt sie aber auch in Apotheken oder Drogerien.

Wichtig ist, dass der Protein-Gehalt zwischen 80% und 95% liegt. Vegetarier sollten auf Produkte verzichten, die kollagenes Eiweiß enthalten, denn das wird aus Fleischabfällen gewonnen. Solche Produkte sind jedoch selten geworden. Die häufigsten Eiweißquellen für Eiweißdrinks sind Molke, Milcheiweiß, Eiklar oder Soja, was eine hohe biologische

Wertigkeit ermöglicht. Die Qualität der Eiweißpulver hat sich in den letzten zwanzig Jahren erheblich verbessert.

Die Proteindrinks mit 80% Proteingehalt sind meistens mit Geschmack und enthalten Zucker und Süßstoff. Vor allem der Süßstoff ist eher ungünstig, weil er den Appetit fördert. Proteindrinks mit 90%-95% Proteingehalt sind meistens geschmacksneutral und schmecken häufig nicht sehr gut. Man kann jedoch beide Sorten mischen, dann schmeckt es gut und das Getränk ist nicht zu süß.

Normalerweise wird das Eiweißpulver mit fettarmer Milch oder Wasser angerührt. Man kann auch beides miteinander mischen. Der Eiweißdrink schmeckt dann wie ein Milchshake, für Schleckermäuler ein Hochgenuss.

Die Proteindrinks sind weder als alleinige Nahrung gedacht, noch um ganze Mahlzeiten zu ersetzen. Sie eignen sich eher, um beispielsweise nach dem sportlichen Training genossen zu werden. Man kann auch sehr leichte Mahlzeiten damit anreichern, beispielsweise Salat und Eiweißdrink als Abendmahlzeit. Da ein Eiweißdrink eine gute Sättigungswirkung hat, macht solch eine Mahlzeit dann durchaus satt. Der Kaloriengehalt der Eiweißdrinks sollte bei der Gesamternährung berücksichtigt werden.

Extrem Übergewichtige können Eiweißdrinks auch als Ersatz für ganze Mahlzeiten zu sich nehmen. In diesem Fall sollte das gesamte Abnehmvorhaben aber unter regelmäßiger ärztlicher Aufsicht stehen.

Viele Frauen stehen Eiweißdrinks sehr ablehnend gegenüber, weil sie sie für künstlich halten. Diese Einschätzung ist im Prinzip richtig. Proteindrinks sind in etwa so künstlich wie Gemüsebrüh-Pulver, Tütensuppen oder Puddingpulver. Wer keine Eiweißdrinks zu sich nehmen will, braucht das nicht. Man kann seinen Eiweißbedarf auch durch normale Nahrung decken.

Eiweißdrinks haben jedoch ein paar Vorteile für diejenigen, die sie anwenden wollen.

Sie sind schnell und bequem zubereitet. Man muss sich nicht erst ein Steak braten, um reichlich Proteine zu bekommen. Für Steakliebhaber ist dieses Argument irrelevant, nicht aber für Menschen, die sich zu Fleischmahlzeiten zwingen müssen.

Wer beim Abnehmen traurig ist, weil man auf Süßspeisen wie Puddings, Milchshakes und andere Leckereien verzichten muss, findet in Eiweißdrinks einen leckeren Ausgleich. Ein Eiweißdrink schmeckt wie eine süße Sünde, enthält aber nur wenig Kohlenhydrate und Fett und stattdessen eine Menge Proteine.

Anders als beim Fleischverzehr, besteht durch Proteinzufuhr mit Drinks keine Gichtgefahr. Proteindrinks enthalten nämlich keine Purine, die Gicht auslösen können.

Proteindrinks verhindern den Muskelabbau, wenn man außerdem Sport treibt und nicht extrem wenig Kalorien isst (siehe "Hungerstoffwechsel" ab Seite 84). Muskelabbau würde nicht nur den Grundumsatz senken, sondern würde auch die Entstehung von Gicht fördern.

Wenn man viele Eiweißdrinks zu sich nimmt, dann sollte man viel trinken. Die Verwertung von viel Proteinen belastet nämlich die Nieren. Die Belastung wird durch reichlich trinken deutlich verringert. Außerdem sollte man nicht die gesamte tägliche Proteinmenge auf einmal zu sich nehmen, sondern besser über den Tag verteilt in mehreren Portionen.

Fazit zu Proteinen

Proteine sind nicht nur lebensnotwendig, sie sind auch eine gute Unterstützung beim Abnehmen.

Um effektiv abnehmen zu können, sollte man den Proteinanteil in seiner Nahrung erhöhen, anders als bei Kohlenhydraten und Fetten, die man möglichst verringern sollte.

Proteine helfen beim Aufbau der Muskeln, sättigen besonders gut und fördern die Ausschüttung des schlank machenden Wachstumshormons.

Der Proteinbedarf kann durch Fleisch, Fisch, Milchprodukte, Eier, Eiweißdrinks oder pflanzliche Nahrungsmittel gedeckt werden, ganz nach persönlichen Vorlieben.

Zu Unrecht verteufelte Nahrungsmittel

Einige Nahrungsmittel werden bei zahlreichen Diäten und Ernährungslehren verboten, obwohl nicht recht einzusehen ist, warum sie nicht zum Abnehmen geeignet sein sollen.

Bei vielen Diäten und Ernährungslehren entsteht darüber hinaus der Eindruck, dass unnötig viel verboten wird und dass die Regeln unnötig starr sind. Wenn Sie Freude an Verboten haben, sind diese Ernährungsformen wunderbar geeignet für Sie (sofern sie nicht gesundheitsschädlich sind). Aber wenn Sie die Verbote bei der Ernährung möglichst gering halten wollen, hilft es, sich zu informieren, ob Verbote tatsächlich nötig sind.

Nachfolgend werden einige Nahrungsmittel untersucht, die besonders häufig verboten werden, oft aus unterschiedlichen Gründen.

Tomaten

Erstaunlicherweise gehören Tomaten zu den Nahrungsmitteln, die besonders oft verboten werden. Die angegebenen Gründe für das Verbot sind sehr unterschiedlich.

Manche Diäterfinder verbieten Tomaten, weil es sich um Nachtschattengewächse handelt und diese seien alle giftig und böse. Tatsache ist jedoch, dass reife Tomaten nicht giftig sind.

Andere verbieten Tomaten, weil sie Tryptophan und Serotonin enthalten. Serotonin ist ein Glückshormon und Tryptophan die Vorstufe dazu, und das sei schädlich. Tatsache ist, dass der Mensch das Glückshormon Serotonin braucht, sonst bekommt er Depressionen. Es wird im Körper normalerweise selbst hergestellt. Tryptophan ist eine essentielle Aminosäure und daher lebensnotwendig in der Nahrung. Tryptophan soll nicht nur glücklich machen, sondern auch bei der Gewichtsreduzierung helfen.

Zahlreiche Nahrungsmittel enthalten mindestens eine der beiden Glücks-Substanzen, beispielsweise Walnüsse, Bananen, Ananas, Milch, Fleisch.

Ob der Verzehr von Nahrungsmitteln mit Tryptophan oder Serotonin tatsächlich glücklich machen, ist bislang nicht erwiesen. Eines ist jedoch klar: Tryptophan und Serotonin in Nahrungsmitteln haben keine schädliche Wirkung auf Menschen ohne spezielle Erbkrankheit (Blaue Windeln Syndrom). Nur hochdosiert als Medikament eingenommen, kann Tryptophan in manchen Fällen müde machen und Kopfschmerzen auslösen.

Weitere Inhaltstoffe der Tomate werden von verschiedenen Autoren zum Anlass genommen, von ihrem Verzehr abzuraten. Die Erklärungen dazu sind jedoch aus wissenschaftlicher Sicht haltlos.

Die Tomate ist ein hervorragendes Nahrungsmittel zum Abnehmen, denn:

- sie hat nur 19 kcal auf 100 Gramm,
- kann roh und gekocht gegessen werden
- schmeckt gut
- ist vielseitig einsetzbar
- macht möglicherweise glücklich und hilft beim Abnehmen.

Karotten

Karotten werden hauptsächlich von den Anhängern des glykämischen Index verboten, weil ihr Index-Wert bei 70 bis 85 liegt.

Dadurch werden die Schwächen der Ernährung nach dem glykämischen Index besonders deutlich.

Das Kohlenhydrat in den Karotten hat zwar einen hohen glykämischen Index, aber sie enthält nur wenige Kohlenhydrate. Daher müsste man 2200 Gramm Karotten essen, um die gleiche Blutzucker-Wirkung zu erzielen wie bei 208 Gramm Weißbrot.

Die Kohlenhydrate in Karotten stellen in der Praxis also kein Problem dar.

Karotten sind sogar besonders günstige Nahrungsmittel für das Abnehmen, denn:

- sie sind relativ kalorienarm (25 kcal auf 100 Gramm),
- sie sättigen relativ gut,
- man kann sie roh und gekocht essen,
- sie sind sehr vielseitig,
- sie sind preiswert, sogar als Bio-Karotten,
- sie enthalten zahlreiche Vitamine und Mineralstoffe,
- sie enthalten sogar Proteine in nennenswerter Menge,
- in den Wechseljahren sind sie besonders günstig, denn sie enthalten reichlich Diosgenin, ein Phytohormon, das dem Progesteron ähnelt.

Kartoffeln

Für die Ablehnung von Kartoffeln gibt es verschiedene Argumente.

Einige Experten lehnen prinzipiell alle Nahrungsmittel mit einem hohen Kohlenhydratanteil ab, so auch die Kartoffeln (15% Kohlenhydrate).

Bei anderen Experten ist es der glykämische Index von 70, der zur Ablehnung führt.

Es ist richtig, dass Kartoffeln zu den Sattmachern gehören und relativ viele Kohlenhydrate enthalten. Sie haben aber eine ausgesprochen starke Sättigungswirkung. Das Verhältnis zwischen Sättigung und Kaloriengehalt ist bei Kartoffeln besonders hoch.

Gerade der Sättigungsfaktor ist beim Abnehmen besonders wichtig, denn wenn man satt ist, entfällt der quälende Heißhunger, der einen zu unvernünftiger Nahrungsaufnahme treibt.

Für das günstige Sättigungsverhältnis sollten die Kartoffeln natürlich als Pellkartoffeln oder Salzkartoffeln genossen werden und weder als Bratkartoffeln, noch als Pommes frites oder Kroketten.

Manche Experten raten auch von der Kartoffel ab, weil sie ein Nachtschattengewächs ist, mit den gleichen Argumenten wie bei der Tomate. Gekochte Kartoffeln sind jedoch ungiftig und brauchen nicht gefürchtet zu werden.

Kartoffeln sind aus mehreren Gründen sehr gut zum Abnehmen geeignet:

- sie sättigen gut bei relativ niedrigem Kaloriengehalt (70 kcal/100 gr),
- sie enthalten sehr hochwertiges Eiweiß (Wertigkeit: 99),
- sie enthalten reichlich Vitamin C und andere Vitamine und Mineralstoffe,
- sie sind preiswert

Milchprodukte

Die Gegner von Milchprodukten sind zahlreich. Für ihre Ablehnung führen sie verschiedene Gründe an.

Manche Experten lehnen Milchprodukte wegen ihres Allergiepotentials prinzipiell ab. Entweder soll ihrer Meinung nach jeder oder jeder, der eine Allergie hat, auf sämtliche Milchprodukte verzichten. Das bedeutet, das jeder, der unter Heuschnupfen leidet, auf Milchprodukte verzichten sollte.

In dieser ausgeprägten Ablehnung ist das jedoch unsinnig. Es gibt Menschen, die unter einer Laktose-Intoleranz leiden, das sind in Mitteleuropa etwa 10% der Bevölkerung (siehe Seite 97). Diese Menschen sollten in der Tat auf laktosehaltige Milchprodukte verzichten. Sehr wenige Menschen haben auch eine Allergie gegen Milcheiweiß. Sie müssen vollständig auf Milchprodukte verzichten. Außerdem gibt es Menschen die unter einer Neurodermitis-Form leiden, die durch Nahrungsmittel ausgelöst wird. Ihnen kann in manchen Fällen der Verzicht auf Milchprodukte helfen. Das betrifft aber nur einen kleinen Teil der Neurodermitis-Patienten.

Die allermeisten Menschen mit Allergien wie beispielsweise Heuschnupfen vertragen Milchprodukte ohne Probleme.

Wenn man diesbezüglich im Zweifel ist, kann man versuchsweise vorübergehend auf Milchprodukte verzichten.

Ein prinzipieller Verzicht auf Milchprodukte ohne individuellen Grund, ist jedoch weder notwendig noch sinnvoll.

Andere Milchablehner haben ihre Ernährungslehren auf der Basis von asiatischen Ernährungsgewohnheiten zusammengestellt. In den meisten asiatischen Ländern wird traditionell vollständig ohne Milchprodukte gegessen. Die meisten Asiaten haben daher auch eine Laktose-Intoleranz. Für Asiaten ist eine milchfreie Ernährung also sinnvoll. Das gilt aber nicht für die Mehrheit der Mitteleuropäer.

Wieder andere Experten lehnen Milchprodukte aufgrund ihres hohen Fettgehaltes ab. Dieses Argument ist durchaus stichhaltig.

Man kann den Fett- und damit Kaloriengehalt der Nahrungsmittel verringern, in dem man fettreduzierte Milchprodukte isst. Alternativ dazu kann man auch die verzehrte Menge reduzieren, also beispielsweise dünnere Käsescheiben verwenden.

Trotz ihres teilweise erheblichen Fettgehaltes sind Milchprodukte dennoch sinnvolle Nahrungsmittel beim Abnehmen, weil

- sie hochwertiges Eiweiß enthalten,
- vielfältig angeboten werden, auch in fettarmen Varianten,
- kaum Zubereitungsaufwand erfordern, z.B. Jogurt wird einfach gegessen,

Süßigkeiten / Salzsnacks

Naschwerk steht ganz oben auf der Liste der dickmachenden Nahrungsmittel.

Mit Naschwerk sind hier sowohl süße als auch salzige Snacks gemeint, also beispielsweise Schokolade, Gummibärchen, Sahnetorten, Kartoffelchips oder Erdnüsse. (Zusammenfassend werden all diese und ähnliche Nahrungsmittel im folgenden Text vereinfachend "Snacks" genannt, obwohl man diesen Begriff auch anders benutzen kann.)

Nicht nur, dass Süßigkeiten und Salzsnacks jede Menge Kalorien haben, sie werden meistens auch noch zwischendurch gegessen, also zusätzlich zu den normalen Mahlzeiten.

Wenn es gelingen würde, langfristig auf sämtliche Snacks zu verzichten, würde diese Maßnahme bei vielen Übergewichtigen schon ausreichen, um deutlich abzunehmen.

Doch gerade für Menschen, die leidenschaftlich Snacks essen, ist es besonders schwierig, langfristig die Finger davon zu lassen.

Die Begeisterung für kalorienreiche Snacks liegt in der Entwicklungsgeschichte des Menschen begründet. Da die Zeiten meistens schlecht waren, war es sehr sinnvoll, wenn man kalorienreiche Nahrung mit großem Eifer verspeist hat. Dadurch konnte man Fettvorräte für die nächsten schlechten Zeiten aufbauen. Es wäre damals schädlich gewesen, wenn man auf verfügbare Kalorienbomben verzichtet hätte.

Damit das gründliche Verspeisen aller verfügbarer Kalorien auch zuverlässig gelingt, wurde der Genuss entsprechender Nahrungsmittel im Gehirn mit Belohnungsgefühlen verknüpft. Zur Belohnung werden sogar Endorphine ausgeschüttet, sogenannte Glückshormone.

Dieses althergebrachte Verhaltensmuster ist tief im Unterbewusstsein verankert, zumindest bei sehr vielen Menschen. Das Unterbewusste kümmert sich nicht darum, dass es heutzutage Kalorienbomben jederzeit in Hülle und Fülle gibt. Es funktioniert immer noch nach dem alten Muster.

Das Unterbewusste wirkt so stark, dass es oft kaum gelingt, der Versuchung zu widerstehen, wenn man die bevorzugten Snacks sieht oder riecht. Daher ist es kein Wunder, dass der Verzicht auf Snacks vielen Menschen so schwer fällt.

Strenger Verzicht auf Snacks aller Art funktioniert bei den meisten Snack-Liebhabern nicht auf Dauer. Viele der Betroffenen werden nach einer Weile rückfällig und holen das Versäumte dann oft nach.

Wenn man jedoch seine Snack-Vorlieben in seinen Ernährungsplan mit einbezieht, kann es gelingen, den Genuss von kalorienreichen Snacks unter Kontrolle zu bringen.

Wie das gelingt, ist jedoch von Mensch zu Mensch verschieden. Manchen Menschen hilft es, wenn sie täglich eine kleine Portion ihrer bevorzugten Snacks essen dürfen, beispielsweise ein Stück Schokolade.

Bei anderen Menschen verstärkt diese Maßnahme das Verlangen. Sie kommen besser damit klar, wenn es beispielsweise einmal pro Woche eine größere Portion gibt.

Mitunter muss man mehrere Varianten ausprobieren, bis man eine Lösung findet, mit der man leben kann.

Wichtig ist auch, dass man auf die Kalorienbomben verzichtet, auf die man problemlos verzichten kann. Für die meisten Menschen gibt es

Leckereien, die man zwar gerne isst, auf die man aber auch verzichten kann, ohne dass es weht tut. Verzichten Sie auf diese Nahrungsmittel.

Konzentrieren Sie sich bei Ihren Ausnahmeregelungen auf die Snacks, die Ihnen wirklich am Herzen liegen.

Aus den Augen aus dem Sinn

Der Verführung durch Kalorienbomben kann man besonders schwer widerstehen, wenn man die bevorzugten Leckereien ständig sieht.

Daher räumt man die dick machenden Versuchungen am besten so weg, dass man sie nicht mehr sieht.

Am wirkungsvollsten ist es, wenn man die Leckereien gar nicht erst im Haus hat.

Das geht aber nicht immer, wenn man Familie hat und die Familienmitglieder die Nahrungsmittel gerne essen, auf die man der Figur zuliebe verzichten will. In diesem Fall sind Kompromisse gefragt. Man kann die Leckereien beispielsweise in Schubladen oder undurchsichtige Dosen packen. Auch im Kühlschrank kann man Dosen verwenden, damit man nicht bei jeder Öffnung des Kühlschranks der Versuchung ausgesetzt ist.

Beim Gang durch die Stadt oder beim Einkaufen im Supermarkt lässt es sich oft nicht vermeiden, an den bevorzugten Snacks vorbei zu gehen.

Dann kann es helfen, wenn man zügig geht, nicht hinschaut und tief durchatmet. Wenn man dann noch an seine schlanke Linie denkt, hat man die Versuchung schnell hinter sich gebracht.

Ungünstige Nahrungsbestandteile

In der industriell hergestellten Nahrung gibt es einige Zusatzstoffe, die das Abnehmen besonders schwer machen.

Daher sollte man am besten auf sie verzichten.

Der Verzicht auf diese indirekt dick machenden Zusatzstoffe ist jedoch nicht immer einfach, denn meistens muss man aufmerksam die Zutatenliste studieren, um sie zu identifizieren.

Süßstoff

Es gibt verschiedene Arten von Süßstoffen. Sie werden beispielsweise mit den Bezeichnungen Aspartam, Cyclamat oder Saccharin in der Zutatenliste aufgeführt.

Gemeinsam ist ihnen, dass sie sehr süß schmecken und keine Kalorien beinhalten.

Daher werden Süßstoffe gerne von Diabetikern und Abnehmwilligen verwendet, in der Hoffnung, in den vollen Süßgenuss ohne Reue zu kommen.

Doch die Körperreaktion auf Süßstoffe scheint nicht so zu funktionieren wie es gewünscht wird.

Man hat nämlich beobachtet, dass Süßstoff den Appetit steigert. Das mag daran liegen, dass dem Körper durch die Süße vorgegaukelt wird, dass es kalorienreiche süße Speisen gibt. Doch der erhoffte Zucker kommt im Blut nicht an. Die Folge davon ist ein starkes Verlangen nach energiereichen Nahrungsmitteln.

Manche Experten behaupten, diese Reaktion geschieht, weil der Körper durch das süße Geschmackserlebnis bereits Insulin ausschüttet. Diese Aussage konnte bisher aber nicht belegt werden.

Die Appetitsteigerung durch Süßstoff ist jedoch immer wieder beobachtet werden. Schweinezüchter füttern ihren Schweinen sogar Süßstoff, damit sie schneller zunehmen. Er wird also als Mastmittel benutzt.

Wer abnehmen will, sollte daher auf Süßstoff verzichten.

Wenn es ohne süßen Geschmack nicht geht, verwendet man besser echten Zucker. Die verwendete Zuckermenge sollte man jedoch so gering wie möglich halten, denn natürlich macht viel Zucker dick.

Glutamat (Mononatriumglutamat)

Glutamat ist ein Geschmacksverstärker, der in geringen Mengen auch natürlich in einigen Nahrungsmitteln vorkommt.

Glutamat, offiziell Mononatriumglutamat genannt, hat einen gewissen Eigengeschmack, der eine neue Geschmacksrichtung darstellt. Diese Geschmacksrichtung nennt man Umami.

Durch diesen Umami-Geschmack wird der Geschmack von anderen Nahrungsmitteln verstärkt, vor allem von Fleischgerichten, Pilzgerichten, Gemüsegerichten oder Suppen.

Daher wird Glutamat gerne in Fertiggerichten verwendet. Auch das Essen in asiatischen Restaurants ist bekannt für ihren hohen Glutamat-Gehalt.

Geringe Spuren von Glutamat stellen für den Menschen kein Problem dar. Einerseits ist Glutamat in kleinen Mengen auch in natürlichen Nahrungsmitteln enthalten, beispielsweise in Tomaten, Parmesan oder Pilzen, und richtet in dieser Form keinen Schaden an. Glutamat ist andererseits chemisch eng verwandt und entsteht aus der Aminosäure Glutaminsäure. Der menschliche Körper braucht Glutaminsäure, vor allem für die Gehirntätigkeit.

In vielen Fertiggerichten und asiatischen Gericht kommt Glutamat jedoch in so großen Mengen vor, dass es unerwünschte Folgen haben kann.

Nahezu bei allen Menschen bewirkt eine größere Dosis Glutamat einen verstärkten Appetit. Glutamat wird übrigens auch als Mastmittel in der Tierzucht verwendet.

Wenn man abnehmen will, ist es ungünstig, durch Glutamat seinen Appetit zu steigern. Daher sollte man Nahrungsmittel mit Glutamat möglichst meiden.

Manche Menschen bekommen sogar eine Unverträglichkeit gegen Glutamat, wenn sie häufig große Mengen Glutamat zu sich nehmen. Diese Unverträglichkeit wird auch Chinarestaurant-Syndrom genannt, weil man sie durch häufige Besuche im Chinarestaurant bekommen kann. Sie äußert sich durch Juckreiz im Hals, Kopfschmerzen, Nackensteifigkeit, Übelkeit und andere Beschwerden.

Glutamat findet man in der Zutatenliste eines Nahrungsmittels häufig als Mononatriumglutamat. Aber auch Hefeextrakt, Würze oder Sojasoße als Zutaten bedeuten in der Praxis Glutamat, denn in diesen Würzstoffen ist sehr viel Glutamat enthalten.

Selbst wenn man Bio-Gemüsebrüh-Pulver kauft, ist häufig Glutamat in Form von Hefeextrakt darin enthalten. Daher muss man sehr genau hinschauen, wenn man größere Glutamat-Mengen vermeiden will.

Getränke

Beim Abnehmen spielt nicht nur die feste Nahrung eine wichtige Rolle, sondern auch die Getränke.

Der Mensch braucht täglich 2 bis 3 Liter Flüssigkeit, um gut funktionieren zu können. Wenn es heiß ist oder man durch Sport stark schwitzt, braucht man noch erheblich mehr Flüssigkeit.

Am besten deckt man den Flüssigkeitsbedarf vorwiegend mit Wasser, denn dann kann die Niere die Stoffwechsel-Abbauprodukte gut im Wasser lösen und ausscheiden.

Wenn man unter Wassereinlagerungen (Ödeme) leidet, beispielsweise geschwollene Füße oder einen aufgetriebenen Bauch, ist es übrigens ein Irrtum, wenn man hofft durch wenig Trinken, die Wassereinlagerungen abbauen zu können. Das Gegenteil ist der Fall. Nur wenn der Körper genug Wasser durch Trinken zugeführt bekommt, ist er bereit, das Gewebswasser auszuscheiden.

Man muss also reichlich trinken, um Ödeme abzubauen und zu verhindern.

Verschiedene Getränke sind unterschiedlich gut geeignet, wenn man abnehmen will.

Kaffee / Schwarztee

Kaffee und Schwarztee sind belebende Heißgetränke, die für viele Menschen ein unentbehrlicher Begleiter für den Start in den Tag sind. Manche Menschen trinken Kaffe und Schwarztee auch den ganzen Tag über.

Die belebende Substanz in beiden Getränken ist das Koffein. Es regt an, beschleunigt den Herzschlag und wirkt leicht harntreibend.

Die harntreibende Wirkung ist nicht der einzige Aspekt, der Kaffee und Teegenuss lange Zeit in die Kritik gebracht hat.

Durch die harntreibende Wirkung würden Kaffee und Tee dem Körper Wasser entziehen, heißt es. Damit ist gemeint, dass man mehr Flüssigkeit als Harn ausscheidet als man durch Kaffee und Tee trinkt.

Dieser Wasserentzug geschieht aber nur bei Menschen, die den Genuss von Kaffee und Tee nicht gewöhnt sind und plötzlich ein starkes koffeinhaltiges Getränk zu sich nehmen.

Wer hingegen regelmäßig koffeinhaltige Getränke trinkt, hat sich an die harntreibende Wirkung so gewöhnt, dass sie nur noch minimal auftritt. Man scheidet also nicht mehr Flüssigkeit aus als man trinkt.

Dennoch sollten Kaffee und Tee nicht die einzigen Getränke sein, die man zu sich nimmt, denn eine gewisse harntreibende Wirkung liegt auch bei Gewohnheitstrinkern vor. Außerdem werden Herz und Kreislauf belastet, wenn man zu viel koffeinhaltige Getränke trinkt.

Kräutertee

Menschen, die abnehmen wollen, wird gerne Kräutertee als optimales Getränk empfohlen.

Doch nicht jeder Kräutertee ist prinzipiell für alle Menschen ein optimales Getränk.

Heilpflanzen mit einer ausgeprägten Heilwirkung sollte man nur trinken, wenn man in den Genuss der Heilwirkung kommen will. Als Alltagsgetränk sind sie eigentlich nicht geeignet. Davon ist beispielsweise die Kamille und die Pfefferminze betroffen, die beide starke Heilwirkungen haben. Sie werden in jedem Supermarkt als Alltagsgetränk verkauft, aber eigentlich sind sie dafür nicht geeignet.

Ferner gibt es jede Menge Heilpflanzen mit einer mehr oder weniger starken harntreibenden Wirkung, beispielsweise Brennnessel oder Birkenblätter. Sie werden aus diesem Grund besonders gerne zum Abnehmen und Entschlacken empfohlen. Das ist aber eigentlich paradox, denn aus dem gleichen Grund wird von Kaffee und Schwarztee abgeraten. Wenn man viel starken, harntreibenden Kräutertee trinkt, kann er zum Wasserräuber werden.

Harntreibende Kräuter sollte man daher möglichst in Mischtees trinken, bei denen nicht alle Kräuter harntreibend wirken. Außerdem sollte man den Tee nicht zu stark machen, denn dann nimmt man auch genügend Flüssigkeit zu sich. Zusätzlicher Genuss von reichlich Wasser wäre zum empfehlen, denn dann hat der Körper genug Wasser zum Ausscheiden.

Früchtetees sind für die meisten Menschen unproblematisch. Aber wenn man viel davon trinkt, kann es durch die ausgeprägte Säure zu Sodbrennen kommen.

Als Alltagsgetränk in größeren Mengen eignen sich vor allem Mischtees, bei denen die Wirkung einzelner Kräuter nicht so sehr zum Tragen kommt.

Günstige Kräuter als Hauptbestandteil solcher Haustees sind beispielsweise Lemongrass, Verbene oder Roibusch.

Limonaden / Softdrinks

Süße Limonaden und Cola-Getränke sind bei vielen Menschen die Hauptursache für ihr Übergewicht.

Die ganze Klasse der Softdrinks enthält große Mengen Zucker, oft sogar den schädlichen Fruchtzucker (Maissirup).

Da man von den Softdrinks meistens nicht nur ein kleines Gläschen nippt, sondern größere Mengen trinkt, kommen schnell gigantische Kohlenhydrat- und Kalorienmengen zusammen.

Unglücklicherweise machen Softdrinks auch nicht satt, vor allem nicht, wenn sie mit Fruchtzucker gesüßt werden. Man trinkt also zusätzlich zu den Mahlzeiten immer mehr und merkt gar nicht, dass die Getränke eine nährende Wirkung haben.

In flüssiger Form wirken Kohlenhydrate übrigens besonders schnell und intensiv. Hier wird die Insulinreaktion schnell zu einem echten Problem.

Auch Light-Softdrinks bringen keine Lösung, denn sie sind mit Süßstoff gesüßt. Süßstoff fördert den Appetit, sodass man infolgedessen mehr isst.

Menschen, die regelmäßig Lightgetränke trinken, werden häufig dicker als Menschen, die die gleiche Menge zuckerhaltige Softdrinks trinken.

Am besten gewöhnt man sich Softdrinks vollständig ab und gönnt sie sich nur noch zu besonderen Gelegenheiten, beispielsweise bei einer langen Radtour.

Säfte

Fruchtsaft gilt im Allgemeinen als sehr gesund. Die Assoziation mit dem gesunden Obst, das so sehr beim Abnehmen helfen soll, wirkt sich stark auf das Image des Fruchtsaftes aus.

Doch Säfte sind im Prinzip hochkonzentrierte Extrakte des Obstes. Schon ein kleines Glas Fruchtsaft beinhaltet einen ganzen Berg Obst, den man befreit von den meisten Ballaststoffen schnell runtertrinken kann.

Weil so viel Obst im Fruchtsaft enthalten ist, sind auch entsprechend viele Kohlenhydrate im Fruchtsaft enthalten. Obst ist nämlich schon für sich genommen relativ kohlenhydratreich. In flüssiger Form als Saft wirken sich die Kohlenhydrate noch stärker auf den Insulinspiegel aus als in fester Form als Obst.

Apfelsaft und Orangensaft, als typische Säfte, haben sogar etwas mehr Kalorien als Cola-Getränke.

Ebenso wie Softdrinks machen Säfte nicht satt, zumindest nicht passend zu ihrem Kaloriengehalt.

Wenn man Abnehmen will, sollte man daher nicht regelmäßig Säfte trinken.

Besser ist es, das Obst zu essen und Wasser zu trinken. Dann hat man unterm Strich eine bessere Sättigungswirkung bei weniger Kalorien und Kohlenhydraten.

Fruchtnektar und Fruchtsaftgetränke sind für das Abnehmen übrigens noch ungeeigneter als reiner Fruchtsaft. Sie enthalten nämlich weniger Fruchtanteil und dafür künstlich zugefügten Zucker.

Schorle

Viele Abnehmwillige trinken regelmäßig Fruchtsaft-Schorle, weil das kalorienärmer als reiner Fruchtsaft ist.

Diese Überlegung ist natürlich richtig. Eine Schorle, bei der nur die Hälfte des Saftes verwendet wird und ansonsten Mineralwasser, hat auch nur die Hälfte der Kalorien.

Wenn man davon aber sehr viel trinkt, können dennoch eine Menge Kalorien zusammenkommen.

Ein Liter Apfelsaftschorle hat beispielsweise etwa 240 kcal. Einzeln für sich genommen ist das nicht sehr viel. Aber wenn man jeden Tag einen Liter davon trinkt, kommen im Jahr 87.600 kcal zusammen. Daraus ergeben sich 12,5 kg Körperfett.

Gegen ein Glas Schorle hin und wieder, ist jedoch nichts einzuwenden.

Alkoholische Getränke

Alkoholische Getränke sind sehr ungünstig für die schlanke Linie.

Alkohol enthält nämlich 7 Kilokalorien pro Gramm.

Das ist deutlich mehr als bei Kohlenhydraten und Proteinen (beide 4,1) und nur etwas weniger als bei Fett (9,3).

Bei vielen alkoholischen Getränken kommen außerdem noch Kohlenhydrate hinzu, beispielsweise bei Bier und bei süßem Wein.

Hin und wieder ein Gläschen Wein oder Bier sind durchaus akzeptabel, auch wenn man abnehmen will.

Aber der regelmäßige Genuss von alkoholischen Getränken kann das Abnehmen erheblich behindern. Von den anderen schädlichen Auswirkungen regelmäßigen Alkoholgenusses abgesehen.

Jemand, der täglich eine 0,5 l Flasche Bier getrunken hat und diese künftig weglässt, spart täglich 220 kcal ein. Das ergibt einen jährlichen Gewichtsunterschied von gut 11 Kilogramm.

Bier hat außerdem für Frauen am Anfang der Wechseljahre einen erheblichen Nachteil. Der Hopfen im Bier enthält nämlich reichlich Phytoöstrogene. Außerdem gibt es Wirkstoffe im Bier, die die Progesteron-

Produktion hemmen. Eine Östrogen-Dominanz wird durch Bier also erheblich verstärkt. Das kann eine spürbare zusätzliche Gewichtszunahme bedeuten.

Aber auch hier gilt wieder: Probleme entstehen hauptsächlich durch den regelmäßigen Genuss. Hin und wieder eine geringe Menge Bier oder Wein stellen für die meisten Menschen kein Problem dar.

Wasser

Wasser ist der beste Freund von abnehmwilligen Frauen.

Mit Wasser kann man in erster Linie seinen Durst stillen und das auch noch ohne jegliche Kalorien.

Viele Menschen haben Durst und interpretieren diesen Durst als Hunger. Die Folge ist, dass sie essen anstatt zu trinken, was zu Übergewicht führen kann.

Um diese Problematik zu verhindern, kann man sich angewöhnen, immer wenn man Hunger verspürt, erst mal ein Glas Wasser zu trinken.

Das Wasser hilft dann gegen den Durst und hilft auch, wenn man eigentlich nur Appetit und keinen richtigen Hunger hat. So kann Wassertrinken auch sehr gut gegen Heißhunger helfen.

Auch vor einer Mahlzeit kann Wassertrinken helfen, mit einer kleineren Portion auszukommen. Das Wasser füllt dann schon mal ein wenig den Magen, man wird also schneller satt durch die folgende Mahlzeit. Zwar verlässt das Wasser den Magen auch schnell wieder, aber bis dahin setzt dann auch das volle Sättigungsgefühl ein, das erst mit zwanzig Minuten Verzögerung voll wirkt.

Der Genuss von kaltem Wasser soll sogar eine gewisse Kalorieneinsparung bringen, weil der Körper Energie verbraucht, um das Wasser auf Körpertemperatur zu bringen.

Wenn man genug Wasser trinkt, verbessern sich die Fließeigenschaften des Blutes. Alle Körperzellen, vor allem auch das Gehirn werden so besser mit Nährstoffen versorgt. Es wirkt daher belebend und anregend.

Das Gehirn bedankt sich für die verbesserte Versorgung, indem es Endorphine ausschüttet. Man kann also durchaus sagen, dass Wassertrinken glücklich macht.

Wasser ist fast das einzige Nahrungsmittel, das man in nahezu unbegrenzter Menge genießen kann, wenn man abnehmen will.

Das einzige Limit beim Wasser liegt darin begründet, dass man beim Ausscheiden des überschüssigen Wasser auch immer Mineralstoffe ausscheidet. Wenn man sich normal salzig ernährt, stellt das bei normalen Wassermengen (bis ca. 3 Liter pro Tag), kein Problem dar.

Wenn man jedoch erheblich mehr als drei Liter pro Tag trinkt, beispielsweise weil es heiß ist, man viel Sport treibt, oder man viel Heißhunger mit Wasser bekämpfen will, dann braucht man zusätzliche Salze. Im Allgemeinen reicht es, einem Liter Wasser eine kleine Prise Meersalz beizugeben. Für die Magnesium-, Calcium- und Kalium-Versorgung kann man entsprechende Nahrungsergänzungsmittel nehmen oder mineralstoffreiche Nahrung essen, z.B. Gemüse, Obst, Vollkornprodukte, Milchprodukte.

Welche Art von Wasser man trinkt, spielt keine wesentliche Rolle.

Man kann Sprudelwasser, stilles Mineralwasser oder einfaches Leitungswasser trinken.

Sprudelwasser kann in größeren Mengen zu Sodbrennen führen.

Mineralwasser hat den Vorteil, dass es je nach Zusammensetzung der Mineralien, weniger potentielle Probleme mit Mineralstoffmangel gibt.

Leitungswasser hat den Vorteil, dass man es nicht schleppen muss und dass es sehr preiswert ist im Vergleich zu Flaschenwasser.

In Deutschland hat Leitungswasser fast überall eine hohe Qualität und ist zum Trinken geeignet. In einigen Gegenden und Häusern gibt es jedoch alte Bleileitungen. Dort ist Leitungswasser nicht zum Trinken geeignet.

Wasser lieben lernen

Wer an Getränke mit Geschmack gewöhnt ist, mag oft kein Wasser.

Durch den fehlenden Süßgeschmack hat man das Gefühl auf etwas wichtiges verzichten zu müssen.

Dieses Gefühl ist durchaus nachvollziehbar, denn süße Getränke enthalten ja Kalorien und der Körper versucht, so viel wie möglich davon zu bekommen.

Man kann sich aber sehr gut an Wasser gewöhnen. Nach einer Weile schmeckt es köstlich frisch und hinterlässt ein gutes Gefühl von gestilltem Durst.

Durch die Endorphin-Ausschüttung nach Wasser-Genuss wird man sogar glücklich.

Bis man sich durch Wassertrinken zufrieden fühlt, braucht man jedoch oft ein wenig Geduld. Man muss dem Wasser also eine Chance geben, sich zu bewähren.

Wenn es am Anfang schwer fällt, Wasser statt Softdrinks zu trinken, kann man sich bei jedem Glas Wasser bewusst machen, dass es ein wichtiger Beitrag für eine schlanke Figur ist.

Ernährung im Tageslauf

Die gängige Lehrmeinung ist immer noch, dass es egal ist, zu welcher Tageszeit man was und wie viel isst, weil es einzig und allein auf die Tagessumme ankäme.

Doch die Praxis zeigt, dass der Zeitpunkt der Mahlzeiten durchaus eine gewisse Rolle spielt.

Morgens

Das Frühstück ist die wichtigste Mahlzeit, wenn sie auch mitnichten die größte Mahlzeit sein muss.

Wichtig ist nur, dass es überhaupt ein Frühstück gibt und zwar bald nach dem Aufstehen.

Wenn der Körper gleich nach dem Aufstehen etwas zu essen bekommt, dann weiß er, dass es ein guter Tag ist, ein Tag ohne Hungersnot. Er kann also den Stoffwechsel in Gang bringen und Energie verbrauchen.

Wenn man dem Körper hingegen das Frühstück verweigert, dann weiß der Körper, dass mal wieder Hungersnot angesagt ist. Er aktiviert nur die nötigsten Stoffwechselfunktion und arbeitet auf Sparflamme.

Diese Stoffwechseleinstellung wird morgens für den ganzen Tag vorgenommen. Es nützt also nichts, wenn man später etwas isst, der Körper verbrennt dennoch auf Sparflamme, wenn ihm das Frühstück fehlt.

Am besten ist ein Frühstück innerhalb der ersten halben Stunde nach dem Aufstehen. Innerhalb einer Stunde ist auch noch in Ordnung, aber länger sollte es nicht dauern, bis man das Frühstück isst.

Was Sie zum Frühstück essen, ist sekundär. Es muss auch nicht viel sein.

Günstig zum Frühstück sind kohlenhydratreiche Nahrungsmittel. Sie geben guten Schwung für die Aktionen des Tages.

Man kann sich also durchaus ein Brot mit süßem Aufstrich gönnen, oder ein süßes Gebäckstück. Auch Müsli am Morgen ist gut geeignet. Wer es aber lieber salzig mag, kann dieser Vorliebe nachgehen.

Hauptsache, man isst überhaupt ein Frühstück.

Mittags

Mittags kann man sich relativ frei in der Essenswahl fühlen. Was man mittags am besten isst, hängt vor allem von der aktuellen Situation und den persönlichen Vorlieben ab.

Wer den ganzen Tag aktiv ist, kann mittags durchaus ordentlich zulangen. Auch Kohlenhydrate werden im Rest des Tages noch gut verbrannt, solange man sich bewegt.

Das Mittagessen sollte jedoch nicht übermäßig schwer sein, denn schwere Mahlzeiten machen müde und schlapp. Schwere Mahlzeiten sind sowieso nicht gut geeignet, wenn man abnehmen will. Hin und wieder darf man sich natürlich auch mal eine schwere Mahlzeit gönnen, auch wenn man danach müde ist.

Abends

Bei der Abendmahlzeit kann man am meisten falsch machen, daher ist sie besonders heikel.

Wenn man abends sehr kohlenhydratreich isst, beispielsweise Brot oder Nudeln, dann wird dadurch viel Insulin ausgeschüttet, was dann die Fettverbrennung hemmt.

Spätabends auf dem Sofa und nachts im Bett ist aber die beste Zeit um abzunehmen. In Ruhe zehrt der Körper nämlich von den Fettpolstern und nutzt das Fett, um die Körpertemperatur aufrecht zu erhalten und die Körperzellen zu regenerieren. Wenn man jedoch die Fettverbrennung blockiert, weil man abends kohlenhydratreich gegessen hat, findet diese bequeme Fettverbrennung nur sehr eingeschränkt statt.

Die letzte kohlenhydratreiche Mahlzeit sollte daher mindestens fünf bis sechs Stunden bevor man es sich bequem macht, gegessen werden.

Zum Abendessen isst man also am besten kohlenhydratarm und eiweißreich.

Gut geeignet für das Abendessen sind also beispielsweise Salat mit Putenstreifen oder Gemüse mit Fleisch oder Fisch.

Wenn man bei der Abendmahlzeit auf üppige Kohlenhydrate verzichtet, wird auch der abendliche Heißhunger verringert.

Das Abendessen vollständig weglassen, wirkt sich für die meisten Menschen ungünstig aus, weil dann der Hunger im Verlauf des Abends zu groß wird.

Zwischenmahlzeiten

Lange Zeit galt es als günstig, wenn man zwischen den Hauptmahlzeiten noch kleine Zwischenmahlzeiten gegessen hat.

Inzwischen sind die meisten Schlankheits-Experten jedoch der Ansicht, dass Zwischenmahlzeiten das Abnehmen eher verhindern.

Durch Zwischenmahlzeiten wird vermieden, dass man vor der nächsten Hauptmahlzeit richtig hungrig wird. Das hat durchaus seine Vorteile.

Ein leichter Hunger etwa eine Stunde vor der nächsten Mahlzeit ist zum Abnehmen jedoch günstig. Denn in dieser Zeit hat der Körper die Gelegenheit, sich aus den Fettpolstern zu bedienen.

Wenn man jedoch jahrelang immer Zwischenmahlzeiten gegessen hat, kann es sein, dass der Körper es erst wieder lernen muss, die Fettreserven anzuzapfen. Es kann zu Schwächegefühlen durch zu niedrigen Blutzuckerspiegel kommen. Diese Schwäche sollte man nicht ignorieren. vor allem im Straßenverkehr könnten sie gefährlich werden.

Wenn man ohne Zwischenmahlzeiten nicht auskommt, kann man sie sich allmählich abgewöhnen. Man kann zunächst ein Glas Wasser trinken. Wenn das nicht reicht, dann isst man eine kleine Zwischenmahlzeit, beispielsweise ein Stück Obst oder ein Naturjogurt. Von süßen Gebäckstückchen sollte man in solch einer Situation möglichst die Finger lassen, denn genau sie sind es, die zum Übergewicht führen.

Dauersnacken

Manche Menschen essen andauernd kleine Mengen. Richtige Mahlzeiten entfallen dabei häufig, stattdessen wird ohne größere Pausen gegessen, wonach einem gerade der Sinn steht.

Viele dieser Menschen ernähren sich dabei fast ausschließlich von Süßigkeiten, Gebäckstückchen und Salzsnacks. Subjektiv entsteht dann oft der Eindruck, dass man fast nichts isst, weil man ja auf die Mahlzeiten verzichtet.

Andere Dauersnacker ernähren sich vorwiegend von gesunden Nahrungsmitteln. Sie essen ständig Obst, Trockenfrüchte, Nüsse, Salatgemüse und dergleichen und wundern sich, dass sie nicht gertenschlank sind. Diese Dauersnacker ernähren sich natürlich gesünder als die zuvor genannten, aber dennoch ist ihre Ernährung nicht optimal.

Das Problem bei beiden Arten von Dauersnackern ist, dass sie jeder Regung des Körpers nachgeben, wenn er Energie haben will. Daher verlernt der Körper, seine Energie aus den Fettzellen zu beziehen. Die Fettzellen bleiben schön unangetastet und werden für richtig schlechte Zeiten aufgespart. Sofern die gesnackte Menge ausreicht, werden die Fettpolster noch ergänzt.

Ständiges Essen führt daher in den meisten Fällen zu deutlichem Übergewicht.

Man muss sich das ständige Essen jedoch regelrecht abtrainieren, weil man sich so sehr daran gewöhnt hat.

Am besten baut man in den Tageslauf mehrere Esspausen ein. Diese Esspausen verlängert man nach und nach, bis man sich an drei Mahlzeiten täglich gewöhnt hat.

Wenn die Esspausen schwer auszuhalten sind, kann man Wasser trinken. Das hilft dabei, die Gewohnheit zu durchbrechen.

Kampf dem Heißhunger

Der Heißhunger ist ein großes Problem für Menschen, die abnehmen wollen.

Besonders schlimm wird der Heißhunger, wenn man sich alles Leckere verbietet und nur sehr wenig isst. Dann wird der Heißhunger früher oder später so stark, dass man die Kontrolle verliert und über den Kühlschrank herfällt.

Daher ist es auch so wichtig, dass man keine zu strenge Diät macht, sondern nur allmählich abnimmt.

Wenn man nur etwas weniger isst als man verbraucht und sich auch seine Lieblingsspeisen hin und wieder gönnt, kann man den Heißhunger in den Griff bekommen.

Besonders quälend ist für viele Menschen der abendliche Heißhunger.

Den ganzen Tag über ist es gelungen, die kalorienreichen Nahrungsmittel zu meiden und sich beim Essen zurück zu halten. Doch abends wird man plötzlich schwach und kann dem Drang zu essen nicht mehr widerstehen.

Das hängt zum großen Teil damit zusammen, dass es anstrengt, einer Versuchung zu widerstehen. Im Laufe des Tages ermüdet man und schafft es abends nicht mehr. Daher ist es wichtig, sich möglichst wenig Versuchungen auszusetzen. Also Süßigkeiten wegräumen oder am besten gar nicht erst kaufen. Wenn die Versuchung geringer ist, hält man auch länger durch.

Außerdem hilft es gegen abendlichen Heißhunger, wenn man beim Abendessen auf Kohlenhydrate weitgehend verzichtet. Stattdessen kann man reichlich Eiweiß essen, damit man satt genug ist.

Wasser trinken hilft dabei, die Heißhungerattacke zu lindern.

Sinnvoller Heißhunger

Heißhunger kann auch eine nützliche Funktion haben, denn er kann auch auf Mangelzustände aufmerksam machen.

Wenn man beispielsweise zu extrem auf einen Nährstoff verzichtet, dann signalisiert der Körper das durch Heißhunger. Daher sollte man weder zu extrem auf Kohlenhydrate noch zu extrem auf Fett verzichten.

Heißhunger kann aber auch auf einen Mangel an Mikronährstoffen hindeuten. Wenn Vitamine, Mineralien oder Spurenelemente fehlen, kann der Körper darauf mit Heißhunger reagieren.

Wenn man einen seltsamen, scheinbar unerklärlichen Heißhunger nach bestimmten Nahrungsmitteln hat, kann dies auf einen Mangel an Mikronährstoffen hindeuten.

Heißhunger nach Fleisch oder Linsen kann auf einen Eisenmangel hindeuten.

Heißhunger auf Schokolade kann erstaunlicherweise auf einen Magnesiummangel hindeuten. Wenn der Magnesiummangel behoben ist, wird auch der drängende Appetit auf Schokolade geringer.

Essen bis man satt ist

Wenn man abnehmen will, braucht man nicht ständig hungrig sein. Ständiger Hunger verhindert sogar den Abnehmerfolg.

Es reicht, wenn man lernt, so viel zu essen, bis man satt ist.

Satt - aber nicht übervoll.

Viele Menschen haben verlernt, Sättigung zu spüren oder auf sie zu hören. Daher kann ein Umlernen notwendig werden.

Sättigung ist nicht das leicht schmerzhafte Gefühl, das entsteht, wenn der Magen bis zum Anschlag gefüllt ist. Wenn der "Ranzen spannt", hat man eindeutig zu viel gegessen.

Stattdessen ist Sättigung ein leichtes, sanftes Gefühl. Wenn man dazu neigt, zu viel zu essen, muss man deutlich in sich hinein fühlen, um es erkennen zu können.

Am Ende einer Mahlzeit hat sich die volle Sättigung noch nicht entfaltet. Es dauert etwa eine Viertelstunde bis zwanzig Minuten, bis man die Sättigung vollständig wahrnimmt.

Daher hilft es, wenn man langsam isst. Man kann auch zunächst nur eine halbe Portion auf den Teller legen. Wenn man diese Menge gegessen hat, wartet man eine Viertelstunde ab und fühlt dann genau in sich hinein. Wenn man dann immer noch hungrig ist, kann man sich noch nachnehmen. In den meisten Fällen wird man jedoch inzwischen satt sein.

Ein bis zwei Gläser Wasser vor der Mahlzeit können auch dabei helfen, sich schneller satt zu fühlen. Das Wasser setzt schon mal Füllungssignale im Magen.

Etwas Hunger darf durchaus sein

Beim Abnehmen sollte man zwar nicht hungern und man darf sich bei jeder Mahlzeit satt essen, aber ein wenig Hunger vor den Mahlzeiten darf durchaus sein.

Wenn man etwa eine Stunde vor der nächsten Mahlzeit allmählich etwas hungrig wird, dann ist das genau richtig. Der Körper hat jetzt eine gute Gelegenheit, ein wenig von seinen Fettreserven zu zehren. Falls sie sich von dem leichten Hungergefühl gestört fühlen, dann reden Sie Ihrem Körper gut zu und erklären ihm, dass er über reichlich Fettvorräte verfügen kann. Meistens hilft das ganz gut gegen unerwünschte Hunger-Gefühle.

139

Der Hunger sollte nicht zu stark werden, bis es Zeit für die nächste Mahlzeit ist. Denn wenn man zu hungrig ist, dann isst man umso mehr.

Wenn man es nicht gewöhnt ist, vor einer Mahlzeit hungrig zu sein, dann muss man sich an dieses Gefühl erst einmal gewöhnen. Am besten übertreibt man es anfangs nicht.

Wer jedoch schon zahlreiche strenge Diäten hinter sich gebracht hat, kennt das Hungergefühl meistens sehr gut. Keine Sorge, es geht keineswegs um ständiges Hungern, sondern nur um ein wenig Hunger vor den Mahlzeiten.

Vergrößerter Magen

Bei vielen Übergewichtigen ist auch der Magen vergrößert, wenn sie über einen langen Zeitraum zu große Mengen gegessen haben. Diese Menschen haben große Schwierigkeiten, mit normalen Portionen satt zu werden.

Der Magen muss sich allmählich an kleinere Mahlzeiten gewöhnen und schrumpft dadurch nach und nach. Während dieser Umstellungsphase muss man jedoch mit häufigen Hungergefühlen rechnen. Mit kalorienarmen, großvolumigen Nahrungsmitteln wie Salat kann man den Magen zwar bei niedrigen Kalorien mehr anfüllen, aber der Magen soll ja gerade nicht vollständig gefüllt werden, sonst schrumpft er nicht.

Die Rückbildung des Magens dauert mindestens acht Wochen oder auch mehr, wenn er stark vergrößert war oder nur sehr langsam schrumpft.

Wenn der Magen dann wieder normal groß ist, kann man auch essen, bis man satt ist, aber nicht, bis man übervoll ist.

Keine Reste essen

Viele Frauen entwickeln sich zu Restverwertern für das Essen, das ihre Familie übrig lässt.

Damit kein Essen weggeworfen werden muss, essen sie die ganzen Reste der Mahlzeit auf.

Diese Verhaltensweise allein reicht völlig aus, um im Laufe der Jahre ein respektables Übergewicht aufzubauen und jeden Abnehmversuch zu behindern.

Auch wenn das Essen wertvoll ist, und woanders Menschen hungern, ist dies noch lange kein Grund, dass Sie sich deswegen dick essen.

Man muss nicht jeden Essensrest wegwerfen, wenn er nicht gegessen wird, obwohl man das natürlich tun kann.

Manche Essenreste kann man auch aufheben und bei der nächsten Mahlzeit oder am nächsten Tag noch einmal aufwärmen., aufbraten oder als Auflauf servieren.

Wenn man sehr oft mehr kocht als gegessen wird, lohnt es sich zu lernen, den Appetit der Familie besser einzuschätzen.

Energiedichte berücksichtigen

Das Gefühl der Sättigung wird durch mehrere Faktoren bewirkt.

Der wichtigste Faktor ist der Füllungsgrad des Magens.

Wenn der Magen gefüllt ist, sendet er Signale aus, die dem Gehirn mitteilen, dass man genug gegessen hat.

Je voluminöser und schwerer das Essen ist, desto mehr sättigt es also.

Man spricht hier auch von der Energiedichte (kcal/g). Je niedriger die Energiedichte, desto mehr kann man davon essen bei gleicher Kalorienmenge.

Besonders günstig sind in dieser Hinsicht Salat und Gemüse. Auch klare Suppen und Eintöpfe mit einem hohen Wasseranteil haben ein günstiges Verhältnis zwischen Volumen und Kalorien.

Bei den kohlenhydratreichen Sattmachern sind Kartoffeln besonders günstig, denn sie haben eine relativ niedrige Energiedichte. Das heißt man kann sich daran satt essen, und bekommt dennoch nicht zu viel Kalorien. Das gilt natürlich nur für Pell- und Salzkartoffeln. Bratkartoffeln und Pommes frites haben durch den Fettgehalt eine erheblich höhere Energiedichte.

Fleisch hat im Allgemeinen eine niedrige Energiedichte, es macht also gut satt und kaum dick. Wenn man es jedoch paniert und fett brät, dann hat es eine hohe Energiedichte. Auch die meisten Würstchen haben eine hohe Energiedichte, weil sie oft sehr fettreich sind.

Auf Nahrungsmittel mit einer hohen Energiedichte braucht man dennoch nicht vollständig zu verzichten. Man isst davon einfach eine kleinere Portion und ergänzt sie mit einem Nahrungsmittel mit niedriger Energiedichte. Zu einem kleinen Würsten kann man beispielsweise einen großen Salat essen.

Ein weiterer Faktor, der bei der Sättigung eine Rolle spielt, wird im Darm aktiv. Der Darm meldet dem Gehirn, wie viele Nährstoffe im Essen waren. Die Kalorienmenge spielt also durchaus auch eine Rolle bei der Sättigung.

Daher kann man den Körper auch nicht vollständig überlisten und ausschließlich Salat essen. Eine gewisse Menge energiehaltige Nährstoffe sollten auch dabei sein.

Das unauffällige Extra

Viele Abnehmversuche scheitern an kleinen Nachlässigkeiten, die sich im Laufe der Zeit einschleichen.

Hier fallen besonders die regelmäßigen Gewohnheiten ins Gewicht.

Wenn man täglich nur eine kleine Scheibe Käse mehr isst (ca. 80 kcal), dann kann das aufs Jahr hochgerechnet über 4 Kilogramm mehr Körperfett bedeuten oder auch 4 Kilos, die man nicht abgenommen hat.

Selbst ein wenig mehr Butter auf dem Brot oder ein kleines Glas Schorle jeden Tag können sich schon unerfreulich auswirken.

Durch die Regelmäßigkeit kommen übers Jahr enorme Kalorienmengen zusammen.

Körper und Unbewusstes neigen dazu, sich dem Abnehmversuch zu widersetzen. Wenn sich der Körper an ein gewisses Gewicht gewöhnt hat, dann will er seine kostbaren Fettspeicher nur äußerst ungern opfern. Stellen sie für ihn doch eine wertvolle Sicherheit für schlechte Zeiten dar.

Daher verbündet er sich mit dem Unterbewussten, um den Fettschwund zu verhindern. Mit vereinten Kräften benutzen sie alle Tricks, um ihren abnehmwilligen Menschen zu vermehrter Nahrungsaufnahme zu überreden.

Ihre Tricks heißen Heißhunger oder Versuchung. Auch die Ausnahme kann ein solcher Trick sein, wenn es ständig Ausnahmen gibt.

Wenn all diese offensichtlichen Tricks nicht funktionieren, dann versucht es das trickreiche Duo mit den unauffälligen Extras.

Die Portionen werden ein klein wenig größer, die Butter etwas dicker, die Bananen etwas größer.

Wenn das Abnehmen nach einer Weile nicht mehr funktioniert, obwohl man glaubt, alles richtig zu machen und den großen Sünden zu widerstehen, dann könnte dies an den kleinen Extras liegen.

Häufig ist man sich dieser kleinen Extras nicht einmal richtig bewusst, denn das Unterbewusste tut alles dafür, sie vor dem Bewusstsein zu verheimlichen.

Doch wenn man seine Ernährungsgewohnheiten kritisch hinterfragt, dann kann man sich dieser kleinen, regelmäßigen Extras bewusst werden.

Wenn es dann noch gelingt, auf die unnötigen Extras zu verzichten, ohne dass sich an anderer Stelle neue Extrazulagen einschleichen, dann kann es mit dem erfolgreichen Abnehmen weitergehen.

Vorteile einer abwechslungsreichen Ernährung

Der menschliche Körper hat die Fähigkeit, sich auf die Nahrung einzustellen, die er häufig isst.

Das bedeutet, dass die vertraute Nahrung besser ausgenutzt wird. Sie hat also etwas mehr Kalorien als wenn die gleiche Nahrung ungewohnt wäre.

Möglicherweise stellt sie die Darmflora auf die gewohnte Nahrung ein und nutzt ihre Nährstoffe dann optimal aus.

Fürs Abnehmen bedeutet das, dass es schwerer fällt, wenn man immer das Gleiche isst.

An neue, unbekannte Nahrung muss sich der Körper erst gewöhnen. Er kann diese unbekannte Nahrung noch nicht vollständig ausnutzen. Deshalb hat sie sozusagen weniger Kalorien.

Um das Abnehmen optimal zu unterstützen, ist es also hilfreich, wenn man mit neuer, abwechslungsreicher Nahrung experimentiert.

Die neue Nahrung muss nicht vollständig unbekannt sein, es reicht völlig, wenn man sie nicht schon seit längerer Zeit täglich isst.

Das bedeutet nicht, dass Sie auf ihr geliebtes tägliches Müsli verzichten müssten, oder was auch immer Ihnen am Herzen liegt.

Aber es kann helfen, wenn man sich auf neue Nahrungsmittel einlässt und ein wenig experimentiert.

Phytohormone in der Ernährung

Zahlreiche Pflanzen enthalten Substanzen, die unseren Hormonen ähneln.

Einige davon sind in der Lage, an den Progesteron-Rezeptoren im Körper anzudocken und progesteronähnlich zu wirken. Andere können an den Östrogen-Rezeptoren andocken und wirken dadurch östrogenähnlich.

Aufgrund dieser Wirkungsweise nennt man diese Substanzen in den Pflanzen Phytohormone. Je nachdem welchem der weiblichen Hormone ein Phytohormon ähnelt, nennt man es beispielsweise Phytoöstrogen.

Die genaue Wirkungsweise der Phytohormone ist noch nicht vollständig erforscht. In der Praxis haben sie sich jedoch bewährt.

Sehr viele Pflanzen haben geringe Mengen Phytohormone, die beiden weiblichen Hormonen ähneln.

Nur wenige Pflanzen enthalten nennenswerte Mengen Phytohormone. Bei einigen dieser Pflanzen liegt der Schwerpunkt eindeutig auf einem der beiden weiblichen Hormone.

In erster Linie sind fürs Abnehmen die progesteronähnlichen Phytohormone interessant. Denn der Progesteronmangel führt zur Östrogen-Dominanz, die die Neigung zum Übergewicht verstärkt.

Nachfolgend stellen wir einige Nahrungsmittel vor, die besonders viel progesteronähnliche Phytohormone enthalten.

Karotten

Die hormonähnliche Substanz, die in Karotten enthalten ist, ist das Diosgenin. Aus Diosgenin, das in der Yamswurzel enthalten ist, wird auch das natürliche Progesteron hergestellt

In der Karotte ist besonders viel Diosgenin enthalten, mehr als in jedem anderen heimischen Nahrungsmittel.

Außerdem enthalten Karotten Stigmasterol, eine Substanz, die den Eisprung fördert und somit indirekt für einen erhöhten Progesteronspiegel sorgt.

In geringen Mengen enthält die Karotte auch Tryptophan, das im Körper in den Glücklichmacher Serotonin umgewandelt wird.

Karotten helfen daher besonders in den Wechseljahren beim Abnehmen, weil sie einer Östrogen-Dominanz entgegenwirken.

Kopfsalat

Der Kopfsalat enthält zwar kein Diosgenin, aber reichlich Stigmasterol, das den Eisprung fördert.

Auch Tryptophan ist in Kopfsalat enthalten.

Kopfsalat hat außerdem eine sanfte verdauungsfördernde Wirkung und hilft daher sehr mild gegen Verstopfung. Das hat zwar nichts mit Phytohormonen zu tun, ist beim Abnehmen aber dennoch sehr vorteilhaft.

Vorteilhaft beim Abnehmen ist natürlich auch, dass der Kopfsalat bei großem Volumen sehr wenig Kalorien enthält.

Alfalfa-Sprossen

Die Sprossen der Luzerne (Alfalfa) enthalten, wie die Karotte, nennenswerte Mengen Diosgenin.

Außerdem enthalten sie Stigmasterol zur Eisprungförderung, Tryptophan fürs Wohlbefinden und einige andere Phytohormone in kleineren Mengen.

Alfalfa-Sprossen haben außerdem relativ wenig Kalorien und einen hohen Proteingehalt. Dadurch sind sie optimale Nahrungsmittel zum Abnehmen, insbesondere in den Wechseljahren.

Sehr schön ist auch, dass man sich die Alfalfa-Sprossen ganz einfach in der Küche selbst anbauen kann. Dazu braucht man nur ein simples Keimgerät, Samen und etwas Wasser. Nach sieben Tagen hat man leckere Sprossen, die man vielseitig einsetzen kann. Vor allem im Winter sind Alfalfa-Sprossen eine wertvolle Bereicherung des Speisezettels.

Papaya

Die Papaya-Frucht und vor allem Papaya-Samen enthalten sowohl das eisprungfördernde Stigmasterol als auch das stimmungsaufhellende Tryptophan.

Darüberhinaus ist die Papaya sehr kalorienarm.

Sie eignet sich also ganz hervorragend als Frucht zum Abnehmen in den Wechseljahren.

Bockshornklee

Bockshornklee ist vor allem als Gewürz der südeuropäischen und indischen Küche bekannt. Er hat einen ganz charakteristischen Geruch. Man erhält ihn als Samen.

Diese Samen kann man als Sprossen kultivieren wie Alfalfa-Sprossen.

Sowohl die Samen als auch die Sprossen enthalten sehr viel Diosgenin, noch mehr als Karotten.

Bockshornklee-Sprossen helfen sehr gut gegen Östrogen-Dominanz. Dadurch können sie auch gut beim Abnehmen helfen.

Sie haben nur einen Nachteil: Ihr charakteristischer Geruch überträgt sich auf den Körper und die Ausdünstungen, ähnlich wie es bei Knoblauch der Fall ist. Wenn man die Bockshornklee-Sprossen gemeinsam genießt, stellt das jedoch kein Problem dar.

Phyto-Östrogene

In den ersten Jahren der Wechseljahre hat man normalerweise eine Östrogen-Dominanz mit all ihren Nachteilen (siehe Seite 24).

Daher ist es in diesen Jahren sinnvoll, wenn man möglichst wenig Nahrungsmittel isst, die viel Phytoöstrogene enthalten. Sie würden nicht nur die Beschwerden der Wechseljahre verstärken, sondern auch das Abnehmen erschweren.

Wenn die Wechseljahre weiter fortgeschritten sind und besonders, wenn man gar keine Blutungen mehr hat (Postmenopause), dann kann man unbesorgt Nahrungsmitteln mit Phyto-Östrogenen essen.

Folgende Nahrungsmittel enthalten besonders viel Phytoöstrogene:

- Sojabohnen und Sojaprodukte
- Apfel
- Granatapfel
- Bier
- Leinsamen
- Kürbiskerne

Geringe Mengen dieser Nahrungsmittel kann man natürlich auch am Anfang der Wechseljahre unbesorgt essen. Zumal sie auch, außer dem Granatapfel, geringe Mengen progesteronähnliche Substanzen enthalten, die einen Ausgleich zwischen den beiden Phytohormonarten schaffen.

Aber wenn man beispielsweise sehr viel Sojaprodukte isst, oder täglich mehrere Äpfel, weil man glaubt, damit besonders gut abnehmen zu können, tut man sich in den Wechseljahren keinen Gefallen damit.

Bewegung in den Wechseljahren

Körperliche Bewegung spielt in den Wechseljahren in vielfacher Hinsicht eine Schlüsselrolle.

Die Bewegung hilft nicht nur beim Abnehmen und macht körperlich jünger, sondern sie lindert auch die Wechseljahrsbeschwerden. Wenn man sich regelmäßig bewegt und ein wenig Glück hat, dann können die Wechseljahrsbeschwerden sogar vollständig verschwinden.

Bei der Bewegung mit dem Ziel abzunehmen kommt es nicht nur auf den direkten Energieverbrauch an, sondern auch darauf, dass man Muskelmasse aufbaut.

Durch vermehrte Muskelmasse nimmt man nämlich auch dann ab, wenn man entspannt auf dem Sofa oder im Bett liegt. Muskeln verbrauchen eine Menge Energie, selbst wenn sie sich gerade nicht bewegen.

Damit man vom Sport optimal profitiert, ist es hilfreich, einiges darüber zu wissen, wie Sport und Alltagsbewegung auf den Körper einwirken. Durch dieses Wissen kann man Freude am Sport haben, den besten Nutzen aus der Sportzeit ziehen und Verletzungen vermeiden,

Veranlagung zum Sportler

Die Menschen sind unterschiedlich stark für Sportlichkeit und Muskelaufbau veranlagt.

Das zeigt sich ganz deutlich bei Leistungssportlern, die im Sport Leistungen vollbringen, die für Normalmenschen gänzlich ausgeschlossen sind.

Von der unterschiedlichen Veranlagung sind jedoch auch ganz normale Menschen betroffen, die Sport nur der Gesundheit zuliebe betreiben.

Die Fähigkeit des Körpers Muskelmasse aufzubauen ist von Mensch zu Mensch unterschiedlich ausgeprägt.

Menschen, bei denen die Muskeln sehr schnell sprießen werden von der Typlehre als "Athletiker" bezeichnet. Menschen, bei denen selbst bei größter Anstrengung kaum Muskeln wachsen, nennt man "Hypoplastiker".

Die meisten Menschen liegen mit ihrer Veranlagung jedoch in der Mitte oder rund um die Mitte. Daher gelten die nachfolgenden Erklärungen über Athletiker und Hypoplastiker für den einzelnen Menschen nur in dem Maße, wie sehr man dem einen oder anderen Extrem zuneigt.

Bei Athletikern wachsen die Muskeln schon schnell, wenn sie anfangen, Krafttraining zu betreiben. Sogar einfache Bewegung reicht meistens schon aus, um ein leichtes Muskelwachstum zu fördern.

Den meisten Athletikern macht Bewegung viel Freude, spätestens, wenn sie sich dazu aufgerafft haben. Es ist ihnen ein Genuss, ihre Muskeln bei der Bewegung zu spüren.

Doch es gibt durchaus auch eingefleischte Sofasitzer unter den Athletikern, denen gar nicht bewusst ist, dass ihr Körper eine gute Veranlagung für Sport hat. Ein gewisses Maß an Trägheit steckt nämlich prinzipiell im Menschen drin, um wertvolle Energie zu sparen. Nach einer gewissen Eingewöhnungszeit in den Sport merkt jedoch auch der sofasitzende Athletiker, wie gut ihm die Bewegung tut.

Durch die schnell wachsende Muskelmasse kann der Athletiker den Sport sehr gut nutzen, um erfolgreich abzunehmen. Die Muskeln verbrennen nämlich eine Menge Energie.

Am wirkungsvollsten ist bei ihnen sportliche Aktivität fünf bis sechs Mal pro Woche, mindestens anderthalb Stunden lang, sofern sie es beruflich einrichten können.

Bei Hypoplastikern wachsen die Muskeln nur langsam und werden selbst durch ausgiebiges Training nicht sehr groß und kräftig. Die meisten Hypoplastiker haben deshalb nicht viel Freude am ausgiebigen Sport, weil ihnen das Genusserlebnis des Muskelspürens weitgehend fehlt.

Aus diesem Grund haben es Hypoplastiker auch schwerer, mithilfe von Sport abzunehmen. Sie verbrauchen zwar auch Kalorien, wenn sie sich bewegen, aber die Muskeln wirken sich in Ruhe weniger stark aus.

Dennoch sollten sich auch Hypoplastiker regelmäßig bewegen. Die Bewegung fördert nämlich auch bei ihnen Gesundheit und Wohlbefinden.

Für ausgeprägte Hypoplastiker reicht es jedoch, wenn sie sich drei Mal pro Woche mindestens eine halbe Stunde lang bewegen.

Ein leichtes Krafttraining ist durchaus empfehlenswert, ansonsten sind aber vor allem genussreiche Sportarten an der frischen Luft geeignet. Wichtig ist, dass die gewählten Sportarten zusätzlich zur Bewegung einen erfreulichen Aspekt haben, beispielsweise Freunde treffen oder Natur genießen.

Da die Veranlagung bei den meisten Menschen irgendwo in der Mitte zwischen den beiden Extremen liegt, gelten auch die Empfehlungen für die meisten Menschen entsprechend der persönlichen Veranlagung.

Wenn man lange keinen Sport getrieben hat, braucht man auch eine Weile, bis man herausfinden kann, wo man sich auf der Skala zwischen Athletiker und Hypoplastiker einordnen kann.

Ist Sport Mord?

Viele Sofasitzer stimmen der Aussage "Sport ist Mord" aus vollem Herzen zu.

Beispiele aus dem Leistungssport finden sich schnell und zahlreich. Die Verletzungspausen mancher berühmter Leistungssportler sind legendär und manch einer ist schon tot vom Fahrrad gefallen.

Selbst im Bekanntenkreis findet man unter den Freizeitsportlern meistens zahlreiche Beispiele für größere oder kleinere Verletzungen.

Doch es kommt darauf an, wie man den Sport betreibt.

Wer seine Grenzen ignoriert und von Ehrgeiz getrieben wird, neigt zu Verletzungen.

Wer beim Sport jedoch auf den eigenen Körper hört und nur so weit geht, wie es sich gut anfühlt, hat nur eine geringe Verletzungsgefahr.

Wichtig ist auch, dass man verfügbare Schutzvorrichtungen nutzt, wie beispielsweise Helm beim Fahrradfahren und diverse Gelenkschützer samt Helm beim Inlineskaten. Auch die Gefahren einer hohen Geschwindigkeit sollten unbedingt berücksichtigt werden.

Frauen in den Wechseljahren müssen außerdem berücksichtigen, dass sie langsamer und weniger beweglich geworden sind als in ihrer Jugend. Auch die Gelenke sind weniger elastisch und nutzen sich schneller ab.

Daher sollten Frauen in den Wechseljahren ihre sportliche Aktivität langsam und umsichtig beginnen. Mit ein wenig Training und Geduld können sie mittelfristig durchaus sportlicher werden als in ihrem bisherigen Leben. Aber das klappt nicht von Anfang an.

Sport bei Arthrose

Viele Menschen in mittleren Jahren haben eine mehr oder weniger stark ausgeprägte Arthrose. Die Knorpel ihrer Gelenke haben sich abgenutzt, was zu Schmerzen bei der Bewegung führt. Besonders oft sind davon die Knie betroffen, aber auch Finger, Wirbel, Hüften und Füße bekommen häufig Arthrose.

Die natürliche Reaktion auf Gelenkschmerzen ist die Schonung der betroffenen Gelenke.

Doch bei Arthrose ist es sehr schädlich, die Bewegung einzuschränken.

Durch Bewegung wird nämlich Gelenkschmiere in den Gelenken produziert. Diese Gelenkschmiere wirkt in den Gelenken wie Schmieröl in Maschinen. Die Beweglichkeit wird verbessert und die Schmerzen lassen nach. Außerdem hilft die Gelenkschmiere dabei, dass sich die abgenutzten Knorpel regenerieren können.

Auf diese Weise kann regelmäßige Bewegung die Arthrosebeschwerden nicht nur lindern, sondern auch zur Heilung der Arthrose beitragen.

Dabei ist es jedoch wichtig, dass man das betroffene Gelenk nicht überfordert, sondern nur schonend die Belastung steigert.

Eine ganztägige Wanderung ohne vorheriges Training wäre bei Knieschmerzen beispielsweise ungünstig, weil die Schmerzen dadurch stärker würden.

Besser ist es, mit kurzen Ausflügen zu starten und nach und nach immer mehr von seinem Körper zu fordern. Die Bewegung sollte vor allem regelmäßig sein.

Außerdem braucht man Geduld mit sich und seinen Gelenken. Eine Verbesserung der Gelenkgesundheit kann sich jahrelang hinziehen, bis man das mögliche Optimum erreicht. Wenn man früh genug mit der regelmäßigen Bewegung anfängt, kann man, mit etwas Glück, vollständig beschwerdefrei werden.

Arztbesuch vor Trainingsbeginn

Bevor man als Untrainierter mit einem Sportprogramm beginnt, sollte man sich unbedingt ärztlich untersuchen lassen.

Am besten ist der Besuch eines Sportarztes, aber auch der Hausarzt kann die allgemeine Fitness überprüfen und ob man sich sportlich betätigen kann.

Falls im Verlauf des Trainings Beschwerden auftauchen, sollte man sich nicht scheuen, erneut den Arzt aufzusuchen.

Auch ohne Beschwerden ist es sinnvoll, sich etwa einmal im Jahr gründlich durchchecken zu lassen. So kann man auch sehen, was der Sport in gesundheitlicher Hinsicht bewirkt.

Wie viel Sport ist gut?

Wie viel Sport gut ist, hängt von vielen individuellen Faktoren ab.

Mediziner empfehlen mindestens drei Mal Sport pro Woche mindestens eine halbe Stunde lang.

Mit dieser Sportmenge erzielt man bereits deutlich messbare gesundheitliche Vorteile in Hinblick auf Blutfettwerte, Blutdruck und Durchblutung.

Für andere Wünsche, die man an den Sport haben mag, beispielsweise Gewichtsabnahme, kann diese Trainingsmenge jedoch zu wenig sein.

In erster Linie muss man seinen eigenen Fitnessgrad berücksichtigen, um die optimale Sportmenge herauszufinden. Am Anfang sind Kreislauf, Muskeln und Gelenke schon relativ schnell voll ausgelastet. Daher sollte man mit einem kleinen Sportprogramm beginnen.

Im Laufe der Monate und Jahre kann man immer mehr Sport treiben und hat meistens auch zunehmend Freude daran, weil der Körper leistungsfähiger wird.

Nach und nach kann man auch herausfinden, wie gut man für sportliche Aktivität veranlagt ist (siehe Seite 147). Entsprechend kann man seine Trainingseinheiten dosieren.

Auch die berufliche Belastung spielt eine entscheidende Rolle in Bezug auf die Trainingsdauer. Wer sehr viel arbeiten muss und zuhause noch Familie und Haushalt hat, findet meistens nur wenig Zeit für Sport. Umso wichtiger ist der Sport für die Betroffenen. Denn er schafft einen wichtigen Ausgleich für die Belastungen des Alltags. Für diese Berufstätigen eignet sich beispielsweise eine kurze Joggingrunde vor oder nach der Arbeit oder ein kleiner Spaziergang in der Mittagspause. Auch eine kurze Gymnastikeinlage in ein paar freien Minuten kann schon sehr gut helfen. Am Wochenende sollte man sich dann Zeit nehmen, um die Bewegung mit einem entspannenden Naturerlebnis zu verbinden, am besten mit der ganzen Familie oder auch alleine, um mal zur Ruhe zu kommen.

Die Bewegung im Alltag spielt auch eine entscheidende Rolle. Wer im Beruf ständig auf den Beinen ist und sehr viel gehen und heben muss, hat schon bei der Arbeit viel sportähnliche Bewegung. Da eignet sich dann vor allem ausgleichender Sport und Stretching.

Die Sportdauer und Intensivtät hängt auch vom aktuellen Befinden ab.

Ein wenig Schlappheit kann durchaus überwunden werden, indem man sich einen Ruck gibt.

Starke Erschöpfung oder gar Krankheit sprechen dafür, dass man das Training ausfallen lässt oder, je nach Befinden, nur sehr sanft trainiert.

Die Entscheidung, ob man sein Training ausfallen lässt, ist häufig eine Gradwanderung. Denn ein Schwächegefühl kann auch verkappte Trägheit sein.

Daher muss man sich und seinen Körper im Laufe der Zeit gut kennenlernen, um zwischen Unlust und echter Erschöpfung unterscheiden zu können.

Wenn man sich unsicher ist, kann man auch mit testweise sanfter Bewegung beginnen und wenn man sich gut fühlt, macht man weiter, wenn nicht, hört man wieder auf.

Auch wenn man ehrgeizig ist und sehr viel trainieren will, sollte man sich pro Woche mindestens einen Ruhetag gönnen oder auch zwei.

Am Ruhetag kann sich der Körper regenerieren und Kraft für die nächsten Trainingseinheiten sammeln.

Überforderung vermeiden

Bei der Trainingsdauer und Intensität sollte man darauf achten, dass man sich nicht überfordert.

Überforderung sorgt nicht nur für Erschöpfung am nächsten Tag, sondern birgt auch die Gefahr für Verletzungen oder überforderungsbedingte Schmerzen.

Die Knie können beispielsweise anschwellen, es kann starken Muskelkater geben, die Füße bekommen Blasen beim Wandern oder der Hintern wird wund beim Fahrradfahren. Der Körper ist sehr phantasievoll, was die Blessuren durch Überforderung angeht.

Die übertriebene sportliche Aktivität sorgt also dafür, dass man in den nächsten Tagen weniger oder gar nicht trainieren kann.

Unterm Strich trainiert man dann also weniger, als wenn man nur so lange und intensiv trainiert, wie der Körper problemlos aushält.

Hinzu kommt noch, dass Überforderung und Blessuren die Freude am Sport mindern, was einem die künftige Motivation verderben kann.

Vielfältiger Sport funktioniert am besten

Wenn man nur eine Sportart betreibt, dann kann die Belastung und der positive Effekt dadurch sehr einseitig sein.

Die Verletzungsgefahr durch Überlastung nimmt dadurch zu.

Beim Joggen ist beispielsweise die Belastung der Knie extrem hoch, weil man quasi auf die Knie springt. Alleiniges Joggen könnte bei Untrainierten schnell zu Kniebeschwerden führen. Wenn man jedoch ein wenig joggt, außerdem Fahrrad fährt und schwimmt, dann ist die Kniebelastung jeweils etwas unterschiedlich und führt daher nicht so schnell zu Problemen. Außerdem werden andere Muskelpartien genutzt. Selbst beim Joggen und Radfahren sind unterschiedliche Muskelstränge besonders aktiv. Beim Schwimmen werden auch noch Arme, Brust, Bauch und Rücken trainiert.

Besonders günstig ist es, wenn man verschiedene Sportarten aus ganz unterschiedlichen Bereichen ausübt, beispielsweise Nordic Walking und Radfahren als Ausdauersport, Geräteübungen und Bodengymnastik zum Muskelaufbau, Yoga und Stretching für die Beweglichkeit, Volleyball für das Gemeinschaftserlebnis.

Vielfältige Sportarten haben auch den Vorteil, dass der Sport nicht so schnell langweilig wird.

Wenn man verschiedene Sportarten ausprobiert, kann man auch gut herausfinden, was einem persönlich besonders viel Spaß macht.

Bewegung im Alltag

Um sich zu bewegen, braucht man nicht unbedingt nur Sport treiben.

Auch im Alltag kann man jede Menge figurfreundliche Bewegung integrieren.

Das verbreitete Übergewicht hängt großteils damit zusammen, dass uns das moderne Leben die Bewegung im Alltag abgenommen hat. Früher mussten sich die Menschen viel bewegen, um ihren Haushalt und ihre Arbeit bewältigen zu können. Daher war Übergewicht deutlich seltener als heutzutage.

Für die schlanke Linie und die Gesundheit muss man nur auf einen Teil der Annehmlichkeiten der Zivilisation zu verzichten.

- Kürzere Strecken kann man mit dem Fahrrad oder zu Fuß zurück legen.
- Anstatt des Aufzugs kann man die Treppe benutzen.
- Der Hausputz ist eine effektive Trainingseinheit, die obendrein die Wohnung in einen saubereren Zustand versetzt.

Man kann sich auch Hobbies zulegen, die mit Bewegung verbunden sind, beispielsweise:

- einen Garten, den man mit reichlich Körpereinsatz bestellen muss, und der einen mit reicher Ernte belohnt.
- einen Hund, mit dem man mehrmals am Tag spazieren gehen muss.
- Tanzen, denn Tanzen ist Bewegung für den ganzen Körper und macht zudem viel Freude.

Mit Sport allein zur Traumfigur?

Von sportlicher Aktivität versprechen sich viele, dass sie dann hemmungslos alles essen können und trotzdem abnehmen.

In jungen Jahren funktioniert das sogar oft. Da reicht ein wenig Sport und schon schwinden die Pfunde.

Doch spätestens in den Wechseljahren reicht normaler Sport bei weitem nicht aus, um allein dadurch abnehmen zu können.

Man müsste schon fast den ganzen Tag lang trainieren, um sich sämtliche Kalorienbomben in großer Menge leisten zu können. Das ist beispielsweise bei längeren Radtouren oder Wanderungen der Fall.

Eine halbe Stunde und selbst anderthalb Stunden Bewegung helfen zwar beim Abnehmen, aber wenn man ein oder zwei große Stücke Sahnetorte isst, ist der schöne Effekt verpufft.

Wenn man sehr gerne bestimmte Kalorienbomben isst, kann man sie sich jedoch durch Sport quasi verdienen. Dann darf man aber nicht erwarten, dass die gleiche Sporteinheit auch noch schlank macht.

Sportliche Aktivität verbraucht im Allgemeinen weniger Kalorien als man davon erwartet.

Hier eine kurze Liste beliebter Sport- und Bewegungsarten und ihr Kalorienverbrauch pro Stunde.

• Laufen (Joggen)	400-1000 kcal
• Zügiges Wandern	400-500 kcal
• Nordic Walking	400-500 kcal
• Gehen	200-400 kcal
• Radfahren	200-400 kcal
• Schwimmen	500-1000 kcal
• Abfahrts-Ski	400-600 kcal
• Ski-Langlauf	500-800 kcal

- Reiten   400-550 kcal
- Gymnastik   400-600 kcal
- Rudern   500-850 kcal
- Tennis   500-850 kcal
- Squash   600-850 kcal
- Hula-Hoop   400-850 kcal
- Fußball   400-700 kcal

Bewegung im Alltag

- Autofahren   50-100 kcal
- Hausarbeit   360-500 kcal
- Gartenarbeit   200-400 kcal
- Treppensteigen   400-700 kcal
- Tanzen   500-750 kcal

Macht Sport dick?

Kann Sport möglicherweise dick machen?

Eine provokante Frage.

Unter bestimmten Bedingungen kann Sport durchaus dick machen und wahrscheinlich kommt das nicht einmal so selten vor.

Fettzuwachs bei sportlicher Unterforderung

Die eine Variante der Fettpolster-Zunahme durch Sport tritt auf, wenn man nur wenig trainiert.

Nehmen wir als Beispiel, eine Frau geht zum Schwimmtraining. Sie packt die Tasche, fährt mit dem Auto zum Schwimmbad, zieht sich um, duscht und schwimmt dann eine Viertelstunde. Dann muss sie wieder duschen, sich umziehen, nach Hause fahren und das Schwimmzeug waschen. Die Gesamtaktion kann gut zwei Stunden dauern und die Frau hat den Eindruck, sich ausgiebig dem Sport gewidmet zu haben.

Zur Belohnung gönnt sie sich daher ein Stück Torte mit beispielsweise 400 kcal. Sie hat aber nur eine Viertelstunde Sport getrieben und etwa zwischen 125 und 200 kcal verbraucht. Ihre Belohnung bringt also mehr Kalorien als sie beim Schwimmen insgesamt verbraucht hat.

Wenn man also regelmäßig ein wenig trainiert und sich anschließend eine Belohnung gönnt, weil man ja Sport getrieben hat, dann nehmen die Fettpolster eher zu als ab.

Auch sehr langsam ausgeübter Sport verbraucht selbst bei längerer Dauer nur wenig Kalorien und wird häufig überschätzt. Für die Gesundheit ist langsamer Sport, beispielsweise ruhiges walken oder schwimmen, sehr günstig. Aber man verbraucht nicht sehr viele Kalorien dabei. Um ordentlich Kalorien zu verbrennen, sollte man so intensiv trainieren, dass man ins Schwitzen kommt.

Damit man durch geringen oder langsamen Sport nicht zunimmt, ist es wichtig, dass man einschätzen lernt, wie viel Kalorien man mit seiner sportlichen Aktivität verbrennt. Dann kann man auch einschätzen, ob eine Belohnung drin ist und wie üppig die Belohnung sein darf.

Fettzuwachs bei sportlicher Überforderung

Auch bei sportlicher Überforderung kann Sport dick machen.

Dies geschieht, wenn man über seine Grenzen hinaus trainiert und nach dem Training stark ausgehungert ist.

Man fühlt sich dann so hohl und schwach, dass man eine große Menge essen muss, um wieder zu Kräften zu kommen.

Häufig werden dann zunächst große Mengen Cola getrunken, um die unangenehme Unterzuckerung zu lindern. Dann werden süße Riegel gegessen und schließlich eine große, üppige Mahlzeit.

Unterm Strich passiert es dann leicht, dass man trotz enormer Sportleistung mehr Kalorien zu sich nimmt, als man beim Training verbraucht hat. Dann kann selbst der intensive Sport dick machen.

Am besten ist es daher, wenn man weder zu sanft noch zu intensiv für die individuelle Leistungsfähigkeit trainiert.

Mit Muskeln zur Fettverbrennungsmaschine werden

Muskeln sind die besten Freunde, wenn man seine Fettpolster verbrennen will.

Unglücklicherweise werden die Muskeln im Laufe der Jahre naturgemäß immer weniger (siehe Seite 36).

Das ist eine wichtige Ursache dafür, dass man im mittleren Alter häufig zunimmt.

Muskeln verbrauchen nämlich viel Energie. Einerseits verbrauchen sie die Energie bei der Bewegung, und andererseits verbrauchen sie selbst im Ruhezustand noch jede Menge Kalorien.

Wenn man kräftige Muskeln hat, dann verbraucht man selbst in Ruhe auf dem Sofa liegend und sogar im Schlaf deutlich mehr Kalorien als mit schwachen Muskeln. Die Muskeln helfen also dabei, mehr Fett zu verbrennen.

Der Körper wird durch Muskelaufbau zu einer Art Fettverbrennungs-maschine.

Temporäre Gewichtszunahme durch Muskelaufbau

Der Aufbau von Muskelmasse hat jedoch einen vorübergehenden schein-baren Nachteil.

Muskeln sind nämlich schwerer als Fettpolster.

Wenn man also neue Muskeln aufbaut, dann steigt das Gewicht häufig an. Dies geschieht sogar dann, wenn man gleichzeitig eine gewisse Fettmenge abbaut.

Es kann also passieren, dass man fleißig Sport treibt und trotzdem schwe-rer wird.

Das zeigt, wie unklar die Aussage einer Waage sein kann.

Obwohl man beim Muskelaufbau häufig etwas zunimmt, strafft sich die Figur, was man im Spiegel und bei den Kleidern deutlich sehen kann.

Dennoch kann Muskelaufbau für viele Frauen frustrierend sein, weil das Bewusstsein bei den meisten auf das Gewicht fixiert ist.

Da hilft es, wenn man den Muskelaufbau wie eine Investition betrachtet.

Sobald die Muskeln ausreichend gewachsen sind, fällt das Abnehmen erheblich leichter als zuvor. Dann wird nicht nur die Figur schlanker, sondern auch die Waage zeigt eine Gewichtsabnahme an.

Muskelerhaltung nach dem Muskelaufbau

Wenn die Muskeln erst einmal aufgebaut sind, dann wollen sie regel-mäßig trainiert werden, um ihre Größe und Stärke zu erhalten.

Das Erhaltungstraining braucht aber deutlich weniger Einsatz als der Aufbau der Muskeln.

Um die vorhandenen Muskeln zu erhalten, reicht es, wenn man ein oder zwei Mal in der Woche Krafttraining macht.

Ausdauersport baut kaum Muskeln auf

Um abzunehmen wird bevorzugt Ausdauersport ausgeübt.

Ausdauersport ist auch sehr sinnvoll, wenn man abnehmen will, denn Ausdauersport verbraucht Energie und somit Kalorien.

Muskeln werden durch Ausdauersport jedoch kaum aufgebaut. Die Muskeln, die für die jeweilige Sportart benötigt werden, wachsen zwar in geringem Maße und entwickeln sich gut. Das reicht aber nicht aus, um genug Muskelmasse für das automatische Abnehmen auszubilden.

Zusätzlich zum Ausdauersport ist daher auch das schon erwähnte Krafttraining notwendig (siehe Seite 167).

Keine Angst vor wachsenden Muskeln

Vielen Frauen ist die Vorstellung von wachsenden Muskeln unheimlich, weil sie dabei Bodybuilderinnen denken. Für das Ästhetikempfinden der meisten Frauen sind diese muskelgestählten Frauen alles andere als schön.

Doch der Muskelaufbau zum Abnehmen hat mit sichtbaren, dicken Muskelpaketen nichts zu tun. Damit Frauen solche Muskeln bekommen, müssten sie ganz gezielt dafür trainieren und Nahrungsergänzungsmittel einnehmen, die einen verstärkten Muskelaufbau fördern.

Normales Krafttraining und eine eiweißreiche Ernährung lassen zwar die Muskeln wachsen, aber nicht zu sichtbaren, dicken Paketen.

Diese Muskeln formen einen ästhetischen und straffen Körper.

Der Mythos vom Fettverbrennungspuls

Immer wieder hört und liest man davon, dass Sport zum Abnehmen mit dem eher langsamen Fettverbrennungspuls stattfinden sollte. Nur so würde man optimal viel Fett verbrennen.

Diese These wurde jedoch von Menschen aufgestellt, die nicht richtig nachgerechnet haben.

Um den Irrtum aufzuklären, muss man ein wenig ausholen und erklären, wie Bewegung überhaupt dafür sorgt, dass die Fettpolster verbrannt werden.

In den Muskeln gibt es einerseits die sogenannten ATP-Moleküle, die man sich wie winzige aufgeladene Batterien vorstellen kann.

Außerdem gibt es in den Muskeln kleine Fett- und Kohlenhydratvorräte.

Wenn man sich bewegt, wird die direkte Energie von den ATP-Molekülen benutzt. Doch diese sind schnell entladen und müssen wieder neu aufgeladen werden. Die Aufladung der ATP-Moleküle erfolgt durch Verbrennung der kleinen Fett- und Kohlenhydrat-Vorräte innerhalb der Muskeln.

Je nach Intensität der Bewegung verändert sich das Verhältnis zwischen der Verbrennung von Kohlenhydraten und Fetten innerhalb der Muskeln.

Im Ruhezustand wird ausschließlich Fett verbrannt, bei ruhiger Bewegung mehr Fett als Kohlenhydrate und bei stärkerer Intensität mehr Kohlenhydrate als Fett.

Bei leichtem Sport wird also anteilig mehr Fett in den Muskeln verbrannt als bei intensivem Sport.

Doch das ist nur der anteilige Verbrauch.

Der absolute Energieverbrauch ist bei intensivem Training natürlich deutlich höher als bei ruhigem Training. Dadurch steigt sogar die absolute Menge des im Muskel verbrannten Fettes an.

Hier ein kleines Rechenbeispiel, um das Prinzip zu verdeutlichen:

Wenn man mit etwa 65% seiner maximalen Herzfrequenz joggt (ca. 125 Pulsschläge/min), dann verteilt sich die Energiegewinnung wie folgt: Fett = 60% und Kohlenhydrate = 40%. Insgesamt verbraucht man etwa 480 kcal pro Stunde. Der Anteil der Fettverbrennung dabei liegt bei 288 kcal.

Wenn man hingegen mit 80% der maximalen Herzfrequenz joggt (ca. 150 Pulsschläge/min), dann verteilt sich die Energiegewinnung wie folgt: Fett = 40% und Kohlenhydrate = 60%. Insgesamt verbraucht man etwa 960 kcal pro Stunde. Der Anteil der Fettverbrennung dabei liegt bei 384.

Beim schnelleren Training verbrennt man also deutlich mehr Fett als beim langsamen Training. Hinzu kommt eine noch größere Menge verbrannte Kohlenhydrate.

Die Berechnung zeigt deutlich, dass beim Training im Bereich des Fettverbrennungspulses weniger Fett verbrannt wird als bei intensiverem Training.

Außerdem kommt noch hinzu, dass es für das Abnehmen und den Abbau der Fettpolster überhaupt keine Rolle spielt, ob im Muskel Fett oder Kohlenhydrate verbrannt werden.

Das Fett im Muskel ist nämlich etwas ganz anderes als die ungeliebten Fettpolster unter der Haut oder im Bauchraum.

Wenn die Fett- und Kohlenhydratvorräte im Muskel verbraucht sind, dann füllt der Körper sie wieder auf. Wo er sich die neuen Vorräte holt, hängt dann davon ab, ob im Blut reichlich Blutzucker vorhanden ist, ob die Glykogenvorräte in der Leber reichlich hergeben, oder ob er auf die Notvorräte in den Fettpolstern zugreifen muss.

Wenn man also reichlich Kohlenhydrate kurz nach dem Training gegessen hat, dann holen sich die Muskeln die neuen Fett- und Kohlenhydratvorräte aus den gegessenen Kohlenhydraten. Die Fettpolster werden dann gar nicht gebraucht und schrumpfen auch nicht.

Wenn man hingegen keine oder nur wenig Kohlenhydrate nach dem Training gegessen hat und auch die Glykogenspeicher in der Leber nicht mehr viel hergeben, dann holen sich die Muskeln die Energie aus den Fettpolstern. Aus den Fettpolstern stocken sie dann sowohl die Fettvorräte in den Muskeln auf als auch die Kohlenhydratvorräte.

Welche Nährstoffart man beim Training verbrennt, spielt also letztlich überhaupt keine Rolle. Wichtig ist nur, dass man mehr verbraucht, als man dem Körper zuführt.

Nutzen vom Training im Fettverbrennungsbereich

Trotz des verbreiteten Irrtums über den Fettverbrennungspuls, kann langsames Training im Fettverbrennungsbereich einige Vorteile haben.

Einerseits nützt dieses Training, um Leistungssportler auf extreme Ausdauerleistungen vorzubereiten. Durch lang dauerndes Training im Fettverbrennungsbereich wird der Fettstoffwechsel trainiert. Dadurch können die Sportler längere Extremleistungen vollbringen, ohne durch Unterzuckerzustände zusammen zu brechen. Mit Breitensport zum Abnehmen hat das überhaupt nichts zu tun.

Andererseits ist langsames Training sinnvoll, um den Körper von Untrainierten allmählich an die körperliche Aktivität heran zu führen. Wenn man nach jahrelander Inaktivität sofort intensiv los trainiert, ist man nach kürzester Zeit erschöpft, neigt zu Verletzungen und verliert schnell die Lust. Daher sollte man es am Anfang ruhig angehen lassen mit dem Sport. Allmählich kann man die Intensität steigern.

Ausdauersport

Die Basis der sportlichen Aktivität zum Abnehmen stellt meistens der Ausdauersport dar.

Unter Ausdauersport versteht man alle Bewegungsformen, die man über einen längeren Zeitraum ausübt, beispielsweise eine halbe Stunde und mehr.

Das Muskelwachstum bei Ausdauersport ist vergleichsweise gering. Es werden nur so viel Muskeln aufgebaut, wie für die jeweilige Bewegung notwendig sind.

Das Herz-Kreislauf-System wird jedoch außerordentlich gut trainiert und verjüngt sich bei regelmäßigem Training.

Auch die Seele profitiert enorm durch Ausdauersport, weil die ausdauernde sportliche Bewegung Endorphine ausschüttet, also Glückshormone.

Wenn man die Möglichkeit hat, sich in der frischen Luft zu bewegen, hat man einen doppelt positiven Effekt. Frische Luft ist gut für die Atemwege und das gesamte Wohlbefinden. Auch der weite Blick über die Landschaft oder die sanften Farben im Wald sind Balsam für die Seele.

Aber auch Ausdauersport in den eigenen vier Wänden oder im Fitnessstudio tut gut. Besser ist es, wenn man in Innenräumen trainiert, als wenn man das Training ausfallen lässt.

Die Wirkung des Ausdauersports beim Abnehmen hängt von der Dauer und Intensität des Training ab.

Im Bereich Ausdauersport gibt es zahlreiche Sportarten. Für welche der Sportarten man sich entscheidet, hängt in erster Linie von persönlichen Vorlieben ab. Jede Ausdauersportart hat ihre Vorzüge und bringt Bewegung ins Leben.

Joggen

Jogging, früher Dauerlauf genannt, gilt als die Ausdauersportart schlechthin.

Daher fangen viele Menschen auch direkt mit dem Joggen an, wenn sie sich dazu entschließen, sich künftig mehr zu bewegen.

Doch für Frauen in den Wechseljahren und erst Recht für stark Übergewichtige oder Senioren ist Jogging für den Anfang zu belastend.

Beim Joggen wird bei jedem Schritt eine relativ starke Belastung auf die Knie und andere Gelenke der Beine ausgeübt. Das ist bei allen Sportarten der Fall, bei denen gesprungen wird.

Wer schon etwas älter ist, untrainiert und möglicherweise einen schweren Körper hat, kann durch unvorbereitetes Joggen Probleme mit den Gelenken bekommen, insbesondere mit den Knien.

Auch die Anstrengung kann für Untrainierte zu viel sein, um Freude an diesem Sport zu haben.

Doch wenn man seinen Körper schon an regelmäßige Bewegung gewöhnt hat, und gesund ist, sollte man Jogging unbedingt ausprobieren.

Das Laufen durch die Natur kann sehr viel Freude machen. Es verleiht das Gefühl von Stärke und Geschwindigkeit.

Viele Menschen laufen seit Jahren regelmäßig, weil sie davon glücklich werden. Man spricht auch vom "Runners High", einer Art Rausch beim Laufen.

Glücksgefühle können aber auch durch andere Ausdauersportarten ausgelöst werden.

Nordic Walking

Die moderne Sportart Nordic Walking ist die schonende Alternative für alle Menschen, für die Joggen zu belastend ist.

Mithilfe von zwei Stöcken geht man beim Nordic Walking zügig.

Im Prinzip ist Nordic Walking nicht viel anders als Wandern, aber meistens sind die Strecken kürzer und man ist ohne Rucksack und Picknick-Pause unterwegs. Viele Menschen verbinden Nordic Walking mit Wandern, sie benutzen ihre Stöcke auch auf längeren Wanderungen.

Der Gebrauch der Stöcke bezieht die Arme in die Bewegung mit ein.

Wenn man es richtig macht, dann wird der gesamte Körper mehr oder weniger ausgiebig belastet, anders als beim stocklosen Gehen, bei dem vorwiegend die Beine beansprucht werden. Auch die Knie sollen durch den Stockgebrauch entlastet werden. Diese entlastende Wirkung ist jedoch eher gering.

Die richtige Nordic Walking Technik sollte man sich zeigen lassen und sie üben, bis man im Umgang mit den Stöcken sicher ist.

Es reicht nicht, einfach die Stöcke zu nehmen und hin und wieder damit den Boden zu berühren. Der Einsatz der Stöcke soll kraftvoll und im richtigen Rhythmus erfolgen.

Für viele Menschen hat Nordic Walking den Weg zur Fortbewegung auf zwei Beinen geöffnet. Joggen ist vielen Menschen nämlich zu anstrengend und ohne Stöcke traut sich kaum jemand, zügig durch den Stadtpark zu gehen. Die Stöcke setzen ein deutliches Signal, dass hier Sport betrieben wird. Dies trägt sicherlich zur Beliebtheit des Nordic Walking bei.

Wandern

Durch die Natur zu wandern, hat eine lange Tradition. Vielen gilt es sogar als altmodisch, weshalb es heutzutage auch gerne "Trecking" genannt wird.

Wandern kann man auf kurzen, flachen Strecken als sanfte Sportart betreiben.

Auf langen Strecken mit starken Steigungen kann es zu einer echten Herausforderung werden. Bergwanderungen können sehr beglückende Naturerlebnisse sein, die für die körperlichen Strapazen mehrfach entschädigen.

Trainierte Wanderer sind oft mehrere Tage hintereinander unterwegs. Es gibt zahlreiche Fernwanderwege. Besonders beeindruckend ist beispielsweise eine Alpenüberquerung.

Wanderurlaub kann sehr gut beim Abnehmen helfen, wenn man viel wandert und keine Unmengen isst.

In den letzten Jahren ist auch Pilgern wieder beliebt geworden. Beim Pilgern kann man Bewegung mit spiritueller Einkehr verbinden.

Manche Menschen wandern gerne alleine, andere mit dem Partner und wieder andere in größeren Gruppen. Jede Konstellation hat ihre Vor- und Nachteile. Wofür man sich entscheidet, hängt von den eigenen Vorlieben ab.

Kleine Wanderungen kann man ohne besondere Ausrüstung unternehmen. Man braucht nur ein paar feste Schuhe.

Je länger die Wanderungen werden, desto wichtiger werden spezielle Wanderschuhe. Wer in den Bergen unterwegs ist, oder auf unwegsamen Pfaden wandert, sollte Wanderschuhe verwenden, die über die Knöchel reichen, um ein Umknicken zu vermeiden.

Bei sonnigem Wetter sollte man sich gut mit Sonnenschutzmittel eincremen und eine Kopfbedeckung aufsetzen. Wichtig ist auch eine ausreichende Wasserversorgung. Ansonsten hängt die Ausrüstung von den eigenen Vorlieben ab.

Radfahren

Mit dem Fahrrad kann man nicht nur Sport treiben, sondern auch seine Ziele erreichen.

Man kann zur Arbeit fahren, einen kleinen Einkauf erledigen und zu Freizeitveranstaltungen fahren. So kann man die Fortbewegung mit körperlicher Bewegung kombinieren.

Das macht das Fahrrad zu einem unvergleichlich praktischen Sportgerät.

Radfahren ist auch für stark übergewichtige Menschen geeignet und für Menschen, die lange keinen Sport getrieben haben.

Weil man auf einem Sattel sitzt, lastet nicht das gesamte Gewicht auf den Gelenken der Beine. Das entlastet vor allem die Knie, aber auch die Fußgelenke. Anfänglich kann jedoch der Hintern etwas schmerzen, vor allem, wenn die Strecke uneben und steinig ist.

Am Anfang sollten die Strecken eher kurz sein, nach und nach kann man seinen Radius ausdehnen.

Ganztätige Radtouren können ein herrliches Naturerlebnis sein und durch die relativ hohe Geschwindigkeit ein Gefühl von Freiheit verleihen.

Ganz wunderbar sind auch mehrtätige Radwandertouren. Vor allem entlang von Flüssen gibt es zahlreiche Fernradwege. Auf einem stabilen Tourenrad kann man auch sehr gut ein kleines Zelt transportieren. Dadurch kann man einen sehr preiswerten Urlaub machen. Wer es bequemer haben will, kann natürlich auch im Hotel übernachten.

Im Winter oder bei Regenwetter kann man auch auf einem Heimtrainer radeln. Beim Heimtrainer, heutzutage auch gerne Ergometer genannt, fehlt zwar das Naturerlebnis, dafür kann man sehr unkompliziert für etwas Bewegung sorgen.

Um Langeweile auf dem Heimtrainer zu vermeiden, kann man ihn vor den Fernseher stellen oder man besorgt sich ein Modell mit einer Ablage für Bücher zum Lesen.

Schwimmen

Beim Schwimmen werden nicht nur die Beine benutzt, sondern nahezu der gesamte Körper. Man hat also ein effektives Ganzkörpertraining.

Durch den Auftrieb des Wassers wird der eigene Körper ganz leicht, was es auch extrem Übergewichtigen ermöglicht, sich frei zu bewegen.

Weil Schwimmen dem Rücken und den Hüften einiges abverlangt, sollte man es auch bei dieser Sportart am Anfang nicht übertreiben. Das gilt vor allem für das Brustschwimmen.

Aus orthopädischen Gründen wird daher gerne die Kraultechnik oder Rückenschwimmen empfohlen.

Für viele Frauen im mittleren Alter ist Kraulen jedoch keine erfreuliche Alternative, weil man dabei ständig das Gesicht im Wasser haben muss, nasse Haare bekommt und sehr viel spritzt.

Rückenschwimmen ist erheblich angenehmer, aber dazu braucht man ein relativ leeres Becken, um nicht ständig mit anderen Schwimmern zusammen zu stoßen.

Brustschwimmen ist daher für viele Frauen trotz der Rückenbelastung die Schwimmlage der Wahl. Wer viel schwimmt, sollte lernen, das Gesicht bei jedem Zug ins Wasser zu tauchen. Damit das Wasser nicht in den Augen brennt, hilft eine Schwimmbrille. Anfänglich ist das Schwimmen mit Gesicht im Wasser ungewohnt und es bedarf der Überwindung. Doch die Halswirbelsäule bleibt dann gestreckter und ist weniger belastet. Außerdem macht eine kabbelige Wasseroberfläche weniger aus, weil man nicht so leicht durch Wellenschlag ins Gesicht erschreckt wird.

Der größte Vorteil beim Schwimmen ist wohl, dass man im Wasser ein wunderbares Körpergefühl bekommt. Man fühlt sich leicht und beweglich. Die Last der Jahre schwimmt gleichsam davon.

Inline-Skating

Fahren mit Inline-Skates, den modernen Rollschuhen, kann ein euphorisches Erlebnis sein, weil man auf seinen zwei Beinen so schnell dahingleitet.

Doch bevor man die Freude am schnellen Sausewind genießen kann, sollte man sich nicht nur Inline-Skates besorgen, sondern auch die passenden Schützer für Knie, Ellenbogen und Handgelenke. Auch ein Helm gehört zur Pflichtausrüstung.

Selbst mit all den Schützern am Leib, ist man vor schmerzhaften Stürzen nicht gefeit.

Wenn Kinder und Jugendliche bei ihren Inline-Skate-Abenteuern stürzen, dann stehen sie meistens schnell wieder auf und fahren weiter, zumindest wenn sie die nötigen Schützer tragen.

Doch übergewichtige Frauen im mittleren Alter stürzen viel schwerer. Selbst wenn sie auf dem gut gepolsterten Hintern landen, kann dieser tagelang empfindlich schmerzen.

Daher ist es bei Erwachsenen ganz wichtig, zuerst das Bremsen und sichere Fallen gründlich zu üben, bevor man schnell über den Asphalt gleitet. Am besten besucht man einen Inline-Skate-Kurs, um die Brems- und Falltechnik fachgerecht zu lernen.

Ski-Langlauf

Ski-Langlauf ist eine wunderbare Möglichkeit, auch im Winter an frischer Luft Ausdauersport zu betreiben.

Das Vorwärtsgleiten ist ähnlich wie beim Inline-Skaten und die Benutzung der Stöcke ähnlich wie beim Nordic-Walking.

Durch den intensiven Einsatz der Arme mit den Stöcken wird beim Ski-Langlauf der gesamte Körper trainiert.

In den meisten Wintersportzentren kann man sich die Ausrüstung für Ski-Langlauf mieten.

Rudern

Rudern stärkt vor allem die Arme und den Oberkörper. Daher ist es eine gute Ergänzung zu Sportarten, die vor allem die Beine benutzen.

Beim Rudern macht es Freude, das Boot über das glitzernde Wasser zu bewegen. Das Wasser vermittelt ein Gefühl von Ruhe und Frieden. Dazu kommt die intensive Bewegung und die Herausforderung die Ruder effektiv zu bedienen.

Wer regelmäßig rudern will, kann sich einem Ruderverein anschließen. In solch einem Verein sind auch die notwendigen Sport-Ruderboote verfügbar.

Wenn man in der Nähe eines geeigneten Gewässers wohnt, kann man sich natürlich auch ein Ruderboot anschaffen und damit ohne Vereinsleben rudern.

Für das gelegentliche Rudertraining kann man sich an vielen Seen mit Freizeitangebot stundenweise Ruderboote mieten.

Ganz ohne Boot kann man auch in Fitnessstudios an Rudergeräten trainieren. Bei diesen Geräten werden zwar ähnliche Muskelgruppen trainiert, aber der Bewegungsablauf unterscheidet sich etwas vom Rudern im Boot. Auch das Rudererlebnis auf dem Wasser fällt weg.

Krafttraining

Krafttraining dient in erster Linie dem Muskelaufbau.

Die Ziele, die durch Muskelaufbau erreicht werden können, sind vielfältig.

Da dieses Buch dem Abnehmen gewidmet ist, steht der kalorienverbrauchende Effekt von Muskeln im Vordergrund. Wie schon erwähnt, verbrauchen Muskeln nicht nur bei der Bewegung viel Kalorien, sondern auch im Ruhezustand. Mit starken Muskeln wird man also zur Fettverbrennungsmaschine.

Das Krafttraining selbst verbraucht übrigens etwa gleich viele Kalorien wie Ausdauertraining. Man hat also einen vergleichbaren Kalorienverbauch und stärkt außerdem gezielt die Muskeln. Optimal ist eine Kombination aus Krafttraining und Ausdauertraining.

Starke Muskeln helfen auch gegen Beschwerden des Bewegungsapparates.

Dies gilt vor allem für Rückenschmerzen, auch ein häufiges Problem in den Wechseljahren. Wenn die Rückenmuskeln gestärkt werden, liegt nicht mehr die gesamte Last auf der Wirbelsäule und den Bandscheiben. Die Muskeln helfen beim Tragen des Körpers und bei allen Bewegungen. Durch starke Rückenmuskeln kann ein chronisches Rückenleiden mitunter vollständig verschwinden. Dazu muss man die Rückenmuskeln jedoch regelmäßig trainieren, mindestens drei Mal pro Woche. Auch eine kompetente Anleitung durch Fachleute ist notwendig, damit man dem Rücken nicht schadet sondern nützt.

Außer dem Rücken profitieren auch die meisten anderen Gelenke von kräftigen Muskeln. Hier seien vor allem die Knie erwähnt, die bei vielen Frauen in den Wechseljahren für Probleme sorgen.

Der ursprüngliche Nutzen der Muskeln, die vergrößerte Stärke, ist natürlich auch nicht zu verachten. Auch für Frauen im mittleren Alter ist es sehr nützlich, wenn man einen Getränkekasten bequem anheben und transportieren kann. Auch das Koffertragen auf Reisen und sämtliche körperliche Anforderungen fallen leichter.

Krafttraining bedeutet nicht zwangsläufig Hantelstemmen im Fitnessstudio. Es gibt vielfältige Möglichkeiten, die Muskeln zu stärken.

Beim Krafttraining gibt es jedoch nicht so klar unterscheidbare Sportarten wie beim Ausdauersport. Dennoch lassen sich verschiedene Arten von Krafttraining unterscheiden.

Gerätetraining im Fitnessstudio

Im Fitnessstudio fällt Krafttraining besonders leicht, weil die Studios speziell dafür eingerichtet sind.

Für die meisten Frauen ist es am einfachsten, zur Muskelstärkung die verschiedenen angebotenen Geräte zu benutzen. Für jede Muskelgruppe gibt es extra Geräte, die anfänglich teilweise sehr bizarr anmuten.

Besonders effektiv sind Gerätezirkel. Hier werden mehrere Geräte so kombiniert, dass man beim Durchlaufen des gesamten Zirkels alle wichtigen Muskelgruppen trainiert. Häufig sind auch Ausdauergeräte integriert, sodass man zusätzlich zum Muskeltraining auch das Herz-Kreislaufsystem trainiert.

In manchen Fitnessstudios gibt es auch spezielle Zirkel für den Rücken. In diesen Gerätezirkeln werden die verschiedenen Bereiche des Rückens effektiv gestärkt.

Hanteltraining

Krafttraining mit Hanteln ist die klassische Form des Muskeltrainings. Mithilfe von Hanteln kann man vor allem die Arme und den Oberkörper stärken.

Man kann Hanteltraining im Fitnessstudio, in der Gruppe oder Zuhause betreiben.

Als Ausrüstung reicht für den Anfang ein Paar Kurzhanteln mit variablen Gewichten. Für Frauen und leichtes Training gibt es auch extra leichte Gymnastikhanteln mit Kunststoffüberzug.

Die meisten Frauen haben eine gewisse Scheu vor Hanteltraining. Dieser Sportart haftet sehr stark der Ruch des Bodybuildings an.

Ein wenig Hanteltraining zur Ergänzung anderer Sportarten macht einen jedoch nicht gleich zum Bodybuilder.

Für Frauen hat Hanteltraining zwei besondere Vorteile, abgesehen davon, dass man es unkompliziert zuhause nebenbei durchführen kann.

Einerseits kann man damit verhindern, dass die Oberarme schlackern. Viele Frauen im mittleren Alter bekommen auf der Hinterseite der Oberarme nämlich lockere Hautbeutel, die von den meisten als unästhetisch empfunden werden.

Etwas Hanteltraining kann diese schlaffen Oberarme wirksam bekämpfen.

Außerdem macht Hanteltraining Frauen stark genug, um sich im Alltag selbst helfen zu können, wenn es etwas zu heben, wuchten oder drücken gibt.

Bauch-Beine-Po

Muskeltraining kann auch durch und durch weiblich sein, beispielsweise mit muskelstärkender Gymnastik.

Unter der Bezeichnung Bauch-Beine-Po oder anderen aussagekräftigen Formulierungen gibt es Trainingsprogramme, bei denen gezielt die Muskeln der weiblichen Problemzonen gestärkt werden.

Anstelle eines Trainingsgerätes wird hier das Gewicht des eigenen Körpers genutzt, um die Muskeln aufzubauen.

Wer glaubt, dass bei dieser Trainingsform die Geräte oder Gewichte fehlen, um effektiv zu sein, braucht es bloß einmal ausprobieren. Die Übungen beim Bauch-Beine-Po-Training oder vergleichbaren Programmen sind zielgerichtet und anstrengend.

Außer dem Muskeltraining gibt es im Allgemeinen noch eine Aufwärmphase, die an Ausdauersportarten erinnert. Am Ende kommt eine Phase mit Dehnübungen und Entspannung dazu, damit die Muskeln wieder locker werden.

Solche Trainingsprogramme kann man in Fitnessstudios in der Gruppe mitmachen. Es gibt auch DVDs mit Trainingsfilmen, um das Training allein in den eigenen vier Wänden durchführen zu können.

Thera-Band und andere Kleingeräte

Zur Stärkung der Muskeln werden immer mehr kleine Sportgeräte erfunden. Dadurch werden die Möglichkeiten für Muskeltraining sehr vielfältig.

Ein Beispiel für diese kleinen Trainingsgeräte ist das Theraband. Dabei handelt es sich um ein einfaches, breites Gummiband, das etwa zwei Meter lang ist.

Mit diesem Gummiband kann man auf sehr variable Weise für den ganzen Körper Übungen durchführen.

Zusammengeknotet ergibt es einen Ring, dessen Widerstandskraft man spürt, wenn man die Beine oder Arme nutzt, um den Ring zu dehnen.

Man kann das Gummiband auch an ein Geländer oder eine Türklinke binden und durch Ziehen am Band, verschiedene Muskelgruppen stärken.

Der größte Vorteil vom Thera-Band ist, dass es sehr wenig Platz einnimmt, wenn man es nicht benutzt. Man kann es auch bequem auf eine Reise mitnehmen und hat so sein Fitnessstudio immer dabei.

Andere kleine Trainingsgeräte sind beispielsweise ein Pilates-Ring, den man unter Krafteinsatz zusammendrücken kann. Ferner gibt es Trainingsstäbe, schwingende Federn und dergleichen. Die Sportartikelhersteller lassen sich regelmäßig neue Geräte für das Muskeltraining einfallen.

Spaß durch vielfältige Sportarten

Die Freude am Sport kann vergrößert werden, wenn man mehrere verschiedene Sportarten betreibt.

Durch die Vielfalt verhindert man, dass Langeweile aufkommt. Außerdem kann man für jedes Wetter geeignete Sportarten haben, sodass man durch eine Schlechtwetterperiode nicht vom Sport abgehalten wird.

Ein großer Vorteil verschiedener Sportarten ist auch, dass sich die Belastung der Gelenke und anderer potentieller Schwachstellen besser verteilt. Dadurch lassen sich gesundheitliche Probleme vermeiden und man hat geringere Ausfallzeiten durch Überlastung.

Der Auswahl an Sportarten sind nahezu keine Grenzen gesetzt.

Bei vielen Frauen in den Wechseljahren halten jedoch die Gelenke extremen Belastungen weniger gut stand. Auch die Sehnen und sonstiges Bindegewebe sind weniger elastisch als früher. Deshalb eignet sich vielleicht nicht jede Sportart, die in jungen Jahren Freude bereitet hat, zumindest nicht nach einer langen Sportpause.

Wenn man erst mal gut trainiert ist, kann man auch in den Wechseljahren sportliche Leistungen vollbringen, von denen man in der Jugend möglicherweise kaum zu träumen wagte.

Da es so unübersehbar viele Sportarten gibt, werden hier nur einige wenige Sportarten vorgestellt, die sich besonders gut als Sport in den Wechseljahren eignen.

Hula-Hoop

Viele Frauen in den Wechseljahren kennen Hula-Hoop noch aus ihrer Kindheit.

Dann geriet der Reifen, den man um die Taille rotieren lässt, jahrzehntelang fast in Vergessenheit. Seit einigen Jahren ist diese Sportart wieder beliebt.

Vor allem Frauen im mittleren Alter profitieren enorm von der sinnlichen Bewegung in der Taillengegend.

Hula-Hoop verbraucht nicht nur eine Menge Kalorien, fast so viel wie Joggen, sondern macht auch den gesamten Rumpf beweglich, schlank und straff.

Der Bauch schwindet, der Po wird knackiger und die Taille wird schmaler. Der Rücken wird gestärkt, sodass man weniger Probleme damit hat. Auch Beine und Arme werden beweglicher und straffer.

Regelmäßiges Hula-Hoop-Training ist für Frauen in den Wechseljahren der reinste Jungbrunnen.

Durch die intensive Bewegung wird auch das Becken besser durchblutet. Da liegt die Vermutung nahe, dass das Hula-Hoop-Training die Unterleibsorgane stärkt, unter anderem auch die Eierstöcke. So lässt sich die günstige Wirkung des Hula-Hoop-Trainings gegen Wechseljahrsbeschwerden erklären.

Wenn man als erwachsene Frau mit dem Hula-Hoop-Training beginnen will, braucht man einen Hula-Hoop-Reifen für Erwachsene.

Der Reifen sollte so groß sein, dass er bis zur Mitte zwischen Bauchnabel und Brüsten reicht. Das bedeutet einen Durchmesser von 100 cm bis 110 cm, je nach Größe.

Kleinere Reifen sind Reifen für Kinder und Jugendliche. Man muss sie so schnell drehen, dass man das als ausgewachsener Erwachsener kaum schafft. Daher ist es sehr frustrierend, mit einem zu kleinen Reifen zu beginnen.

Die großen Reifen für Erwachsene haben heutzutage oft Noppen und Magnete, was eine besonders günstige Wirkung haben soll. Solche

Sonderfunktionen braucht man nicht, um in den Genuss der Hula-Hoop-Wirkung zu kommen. Die Noppen verursachen sogar oft blaue Flecke. Ein einfacher Reifen reicht völlig aus, nur groß genug muss er sein.

Leider ist es manchmal nicht ganz einfach, einen ausreichend großen Hula-Hoop-Reifen zu bekommen. Manche Sportgeschäfte führen nur Kinderreifen bis 90 cm Durchmesser. Falls man vor Ort keinen Erwachsenen-Reifen bekommt, kann man zerlegbare Reifen im Internet bestellen und sich zuschicken lassen.

Am Anfang ist es nicht ganz einfach, den Reifen um die Taille kreisen zu lassen, ohne dass er ständig auf den Boden fällt.

Es lohnt sich, fleißig zu üben und die Anfangsschwierigkeiten zu überwinden, denn Hula-Hoop hat eine fast schon magische Wirkung auf Frauen in den Wechseljahren.

Mannschafts-Sportarten

Für einige Frauen ist alleine durchgeführter Sport eine Vorstellung, mit der sie sich nicht anfreunden können. Sie haben Angst vor Langeweile beim Sport oder können sich alleine nicht dazu aufraffen.

Als Alternative bietet sich Mannschaftssport an.

Die klassischen Mannschaftsportarten sind Sportarten mit dem Ball. Hierbei wird nicht nur Bewegung gefordert, sondern auch Ballgefühl und Teamgeist. Bei spannenden Ballspielen verfliegt die Zeit wie im Nu. Man merkt kaum, dass man sich ausgiebig bewegt, bis man am Schluss feststellt, wie sehr man verschwitzt ist.

Bei Ballsportarten kommen Bewegung, Spiel und aufregender Wettbewerb zusammen. Das ist für viele Frauen ein Ansporn.

Wer keine Freude an Ballspielen hat, kann dennoch in einer Mannschaft oder Gruppe Sport betreiben.

Rudern ist zum großen Teil eine Mannschaftssportart, auch Radsport kann als Mannschaftssportart betrieben werden.

Gruppentreffen gibt es beispielsweise für Jogging, Nordic Walking oder Wandern.

Gemeinschafts-Gymnastik

In Fitnessstudios, Volkshochschulen oder Yogaschulen kann man Gymnastik, Krafttraining oder Ausdauersport in Gruppen betreiben.

Bekannt ist diese Art des Gruppensportes beispielsweise durch Aerobic, aber es gibt zahllose Varianten, zum Beispiel das schon erwähnte Bauch-Beine-Po-Training oder Pilates.

Gemeinsam ist diesen Gemeinschafts-Gymnastikübungen, dass vorne eine Trainerin die Übungen anleitet und vormacht und im Raum verteilt befinden sich die Gruppenteilnehmer und bewegen sich entsprechend der Anleitungen.

Meistens werden die Übungen durch Musik begleitet, damit es mehr Spaß macht und dynamischer wird.

Die Art der Übungen und ihr Ziel kann sehr unterschiedlich beschaffen sind.

Bei Aerobic handelt es sich hauptsächlich um Ausdauertraining, meist auf einem relativ hohen Niveau mit vielen kleinen Sprüngen. Daher ist Aerobic eine potentielle Belastung für die Knie und andere Gelenke. Zur Schonung der Gelenke gibt es auch Low Impact Aerobic ohne Sprünge.

Gruppen für Bauch-Beine-Po trainieren vor allem die Muskeln der namengebenden Körperteile. Begleitend dazu gibt es ein leichtes Ausdauertraining und abschließende Dehnungsgymnastik.

Pilates, Yoga und Callanetics trainieren die Muskulatur und enthalten viele Dehnungselemente.

Fernseh-Sport

Mit Fernseh-Sport ist hier nicht gemeint, dass man Sportlern im Fernsehen bei ihren Aktivitäten zuschaut und neben her Chips knabbert.

Stattdessen geht es um Fitness-Sendungen und DVDs.

Bei solchen Sendungen und DVDs leiten ein oder mehrere Trainer die sportlichen Übungen an und machen sie vor. Dazu läuft meistens eine passende Musik, die zur Bewegung animiert. Manche dieser Trainingsfilme werden in schönen Landschaften gedreht, sodass man sich vorstellen kann, man wäre selbst in dieser Landschaft.

Zum Mitmachen braucht man ein wenig Platz vor dem Fernseher. Mit etwa vier Quadratmetern kann man schon die meisten Übungen mitmachen.

Außerdem braucht man für manche Trainingseinheiten eine Gymnastikmatte.

Wenn die jeweilige Sendung läuft oder wenn man sich eine DVD einlegt, schaut man zu, was der oder die Vorturnerin für Bewegungen macht und ahmt diese nach.

Die durchgeführten Bewegungen und der Ablauf ähneln der Gemeinschaftsgymnastik im Fitnessstudio. Der Unterschied ist, dass man dieses Training alleine zuhause durchführen kann.

Für jeden Geschmack gibt es unterschiedliche Trainingsarten, beispielsweise Bauch-Beine-Po, Aerobic, Pilates, Fitness allgemein, Core-Training (innere Muskeln), Bauch-weg oder Rückentraining.

Auch die Vorturnerinnen unterscheiden sich, sodass man je nach Sympathien etwas findet.

Bewegung gegen Wechseljahrsbeschwerden

Mit Bewegung kann man nicht nur die schlanke Linie fördern, sondern auch die meisten Wechseljahrsbeschwerden lindern.

Allein schon durch die verstärkte körperliche Aktivität bessern sich die Wechseljahrsbeschwerden.

Außerdem werden die Eierstöcke wieder stärker durchblutet und können dadurch wieder besser arbeiten. Dadurch wird der Verlauf der Wechseljahre bei manchen Frauen wieder etwas zurückgedreht. Sogar die Periodenblutung kann wieder häufiger auftreten. Die Bewegung wirkt also wie eine Verjüngung.

Durch die Verjüngung kann manchmal auch die Fruchtbarkeit wieder aktiviert werden, selbst wenn man sich schon seit längerer Zeit sicher war, inzwischen unfruchtbar zu sein. Auch die Libido kann wieder stärker werden, auch wenn das Geschlechtsleben schon seit stark nachgelassen hatte. Wenn man also keine Kinder mehr haben will, sollte man unbedingt an Verhütung denken.

Auch auf die ganzen anderen Wechseljahrsbeschwerden kann sich er verjüngende Effekt auswirken.

Hier folgt eine Liste der Wechseljahrsbeschwerden, die besonders häufig durch regelmäßige Bewegung weniger werden oder ganz verschwinden.

- Hitzewallungen
- Stimmungsschwankungen
- Depressionen
- Kopfschmerzen

- Schwindel
- Schlafstörungen
- Nachtschweiß
- Gelenkschmerzen
- Arthrose
- Osteoporose
- Zyklusschwankungen

Hormon-Yoga

Mit Hormon-Yoga kann man ganz gezielt auf die Beschwerden der Wechseljahre einwirken.

Hormon-Yoga ist im Grunde genommen normales Kundalini-Yoga mit einem Schwerpunkt auf Übungen, die belebend auf die Hormondrüsen einwirken.

Besonders Atemtechniken spielen eine wichtige Rolle beim Hormon-Yoga.

In vielen Volkshochschulen und Yogaschulen kann man inzwischen Kurse mit Hormon-Yoga buchen.

Naturheilkunde für erfolgreiches Abnehmen in den Wechseljahren

Mit naturheilkundlichen Methoden kann man sowohl die Wechseljahrsbeschwerden behandeln als auch den Stoffwechsel anregen, um abzunehmen.

Wenn man in den Wechseljahren abnehmen will, kann man die Mittel der jeweiligen Naturheilmethoden so kombinieren, dass man beide Wirkungen erzielt.

Man sollte jedoch berücksichtigen, dass die Naturheilmethoden keine Wundermittel bieten können, mit denen man ohne jede Mühe abnehmen kann. Die Naturheilkunde kann das Abnehmen nur unterstützen. Sie kann jedoch keine Ernährungsumstellung und mehr Bewegung ersetzen.

Daher ist es am besten, wenn man Naturheilkunde, Schulmedizin, Ernährungsumstellung und Sport miteinander kombiniert.

Heilpflanzen

Heilkräuter werden seit tausenden von Jahren in der Heilkunde eingesetzt.

Inzwischen wurde die Wirksamkeit von immer mehr Pflanzen auch wissenschaftlich nachgewiesen. Viele Heilpflanzenanwendungen beruhen aber nach wie vor auf den Erfahrungen der Volksheilkunde.

Einige der Heilpflanzen zur Behandlung von Wechseljahrsbeschwerden werden hierzulande seit alters her gegen Frauenbeschwerden eingesetzt. Das ist beispielsweise bei der Schafgarbe und dem Frauenmantel der Fall. Andere werden schon lange in fernen Ländern als Frauenheilmittel verwendet, beispielsweise die Traubensilberkerze, ein altes indianisches Heilmittel.

Viele der altbekannten Frauenheilpflanzen enthalten Phytohormone, entweder progesteronähnlich oder östrogenähnlich, oft auch beides (siehe auch ab Seite 143).

Zum Abnehmen gibt es zahlreiche Heilpflanzen, die harntreibend wirken und bei der Ausscheidung von Stoffwechselendprodukten helfen sollen. Harntreibende Heilpflanzen sollte man jedoch zurückhaltend einsetzen, beispielsweise als Teil einer Teemischung. Eine zu starke harntreibende Wirkung führt nämlich dazu, dass zu viel Wasser ausgeschieden wird.

Auch die Verdauung sollte gut funktionieren, wenn man abnehmen will. Daher eignen sich verdauungsfördernde Heilpflanzen. Von starken Abführmitteln ist jedoch abzuraten, weil man sich zu sehr daran gewöhnt und potentiell wertvolle Mineralien verliert, wenn man zu stark abführt.

Manche Heilpflanzen können auch den Blutzucker senken oder regulieren, was beim Abnehmen hilfreich sein kann.

Um das Abnehmen zu fördern, gibt es auch einige vermeintliche Wundermittel. Die meisten von ihnen sollen den Appetit senken oder die Stoffwechselaktivität drastisch anheben. Von solchen Wundermitteln lässt man besser die Finger, denn sie haben meistens sehr gefährliche Nebenwirkungen.

Heilpflanzen kann man wahlweise als Tee, Tinktur oder Tabletten anwenden. Tabletten gibt es nicht von allen Heilpflanzen, nur von denen, die zur Zeit besonders beliebt sind.

Nachfolgend werden einige besonders wichtige Heilpflanzen für die Wechseljahre und für das Abnehmen kurz vorgestellt. Anschließend finden Sie Teemischungen für das Abnehmen in den Wechseljahren.

Ackerschachtelhalm - Equisetum arvense

Der Ackerschachtelhalm, auch Zinnkraut genannt, wirkt harntreibend und blutreinigend. Daher kann er beim Abnehmen helfen, wenn man ihn als Teil einer Teemischung anwendet.

In geringen Mengen enthält der Ackerschachtelhalm auch östrogenähnliche Phytohormone.

Außerdem enthält der Ackerschachtelhalm größere Mengen Kieselsäure. Dadurch kann er das Bindegewebe stärken. Die Haut und das Bindegewebe werden straffer und können beim Abnehmen leichter mit dem Fettverlust mitschrumpfen.

Ackerschachtelhalm gibt es als Teekraut und in Fertigpräparaten.

Birke - Betula alba

Die Birke wirkt harntreibend und blutreinigend. Dadurch kann sie beim Abnehmen helfen, wenn man sie in einer Teemischung einsetzt.

Außerdem hilft die Birke ein wenig bei der Regulierung des Blutzuckers. Man kann sie also bei leichten Diabetes-Fällen zur Unterstützung einsetzen. Diese blutzucker-regulierende Wirkung macht die Birke sehr geeignet zum Abnehmen, denn bei Übergewicht gibt es häufig Probleme mit der Blutzucker-Regulierung.

Birke gibt es als Tee, als Frischsaft und in Fertigpräparaten.

Brennnessel - Urtica dioica

Die Brennnessel wirkt harntreibend, blutreinigend und blutzucker-regulierend. In Teemischungen kann sie daher gut beim Abnehmen helfen.

Außerdem wirkt sie anregend auf den Stoffwechsel, ein weiterer Aspekt, der die Brennnessel zu einer wertvollen Abnehm-Heilpflanze macht.

In geringen Mengen enthält die Brennnessel auch Phytoöstrogene.

Brennnessel gibt es als Teekraut und in Fertigpräparaten.

Frauenmantel - Alchemilla vulgaris

Der Frauenmantel ist, ebenso wie die Schafgarbe, eine traditionelle Frauen-Heilpflanze, bei der man inzwischen progesteronähnliche Wirkstoffe entdeckt hat.

Dadurch eignet sich der Frauenmantel zur Behandlung von Wechseljahrsbeschwerden, vor allem in der frühen Phase des Klimakteriums. Frauenmantel hilft auch sehr gut gegen Frauenkrankheiten in jedem Alter, beispielsweise gegen Weißfluss und Unterleibsschmerzen.

Das blühende Kraut des Frauenmantels wird vor allem als Tee verwendet.

Hauhechel - Ononis spinosa

Die Hauhechel-Wurzel wirkt harntreibend und aktiviert den Stoffwechsel. In Teemischungen ist sie daher gut zum Abnehmen geeignet.

Außerdem enthält die Hauhechel progesteron- und östrogenähnliche Phytohormone. Dadurch hilft sie auch gegen Wechseljahrsbeschwerden.

Hauchechelwurzel gibt es als Tee und in Fertigpräparaten.

Johanniskraut - Hypericum perforatum

Das gelbblühende Johanniskraut ist vor allem wegen seiner anti-depressiven Wirkung bekannt.

Gegen Wechseljahrsbeschwerden enthält das Johanniskraut außerdem Phytoöstrogene. Zudem beruhigt Johanniskraut gereizte Nerven und stärkt die Verdauung.

Daher ist Johanniskraut sehr gut geeignet, um das Abnehmen in den Wechseljahren zu unterstützen.

Johanniskraut ist in jeder Form erhältlich, sowohl als Tee als auch als Tinktur, Kräuteröl oder Fertigpräparat.

Melisse - Melissa officinalis

Die sanfte Melisse wirkt ausgleichend auf das Nervensystem. Sie beruhigt gereizte Nerven und regt an bei Müdigkeit und Antriebsschwäche.

Außerdem enthält die Melisse in geringen Mengen progesteron- und östrogenartige Phytohormone.

Melisse wirkt auch entkrampfend, sowohl auf die Unterleibsorgane als auch auf die Verdauungsorgane. Sie hilft also gegen Blähungen und stärkt somit die Verdauung.

Melisse gibt es als Tee-Kraut, Tinktur, Melissengeist, ätherisches Öl und als Fertigpräparat.

Mönchspfeffer - Vitex agnus castus

Der Mönchspfeffer fördert die Bildung von Progesteron in den Eierstöcken. Dadurch ist der Mönchspfeffer besonders gut zur Behandlung der Beschwerden in den ersten Jahren der Wechseljahre geeignet.

Meistens verwendet man die Samen des Mönchspfeffers. Sie helfen gegen Reizbarkeit, Hitzewallungen, geschwollene Brüste und Östrogendominanz.

Durch die Wirkung gegen Östrogen-Dominanz hilft der Mönchspfeffer indirekt auch beim Abnehmen.

Mönchspfeffer kann man als Fertigpräparat in Tablettenform kaufen. Als reine Samen ist er eher selten zu erhalten.

Passionsblume - Passiflora incarnata

Die Passionsblume ist eine sanft beruhigende Heilpflanze mit progesteronähnlicher Wirkung.

Sie wirkt besänftigend bei Reizbarkeit und Nervosität, macht aber nicht müde, wenn man sie tagsüber anwendet. Auf die Verdauung wirkt die Passionsblume lindert, daher hilft sie gegen Reizdarm und Reizmagen.

Passionsblume gibt es als Teekraut und in Fertigpräparaten.

Pu-Erh Tee - Camellia sinensis

Der Pu-Erh-Tee hat in Mitteleuropa in den letzten Jahren als Jungbrunnen und Fatburner Karriere gemacht.

Beim Pu-Erh-Tee handelt es sich um eine Unterart der Schwarztee-Pflanze. Er wird wahlweise als grüner oder schwarzer Tee angeboten.

Für die schlankmachende Wirkung des Pu-Erh-Tees gibt es bislang keinen wissenschaftlichen Nachweis.

Man kann Pu-Erh Tee entweder als Tee trinken oder in Kapselform einnehmen.

Schafgarbe - Achillea millefolium

Die altbekannte Frauenheilpflanze Schafgarbe enthält progesteronähnliche Hormone. Daher ist sie völlig zu Recht in der Frauenheilkunde so beliebt.

Außerdem wirkt die Schafgarbe gegen Verstopfung und hilft gegen krampfartige Verdauungsbeschwerden. Sie reguliert auch etwas den Blutzuckerspiegel.

Weil die Schafgarbe gegen Östrogendominanz hilft, kann man sie indirekt auch zum Abnehmen einsetzen.

Das blühende Kraut der Schafgarbe kann man wild sammeln oder in Apotheken und Kräuterläden als Tee kaufen. Man kann sie als alleinstehende Heilpflanze oder in Teemischungen einsetzen.

Süßholz - Radix Liquiritiae

Die Wurzel des Süßholzes hat eine ausgeprägte blutreinigende Wirkung. Sie hilft dem Körper dabei, Stoffwechselabfälle aus den Zellen zu entfernen und auszuscheiden. Diese Eigenschaft ist beim Abnehmen besonders nützlich. Außerdem hilft Süßholz gegen Verstopfung.

Das Süßholz enthält mehrere östrogenähnliche Phytohormone und in geringen Mengen auch progesteronähnliche. Die Phytoöstrogene machen das Süßholz vor allem zur Behandlung der fortgeschrittenen Wechseljahre geeignet.

Süßholz erhält man als geschnittene Wurzel für Tees und als Wurzelstangen zum Kauen.

Traubensilberkerze - Cimicifuga racemosa

Die Traubensilberkerze fördert sowohl die körpereigene Östrogenproduktion als auch die Progesteronproduktion.

Das macht sie zu einer guten Heilpflanze für die fortgeschrittenen Wechseljahre.

Man kann die Traubensilberkerze nahezu gegen alle Arten von Wechseljahrsbeschwerden anwenden, insbesondere gegen Hitzewallungen und Schlaflosigkeit.

Die beliebteste Anwendungsform der Traubensilberkerze sind Tabletten.

Wacholder - Juniperus communis

Die Beeren des Wacholderbusches können in vielfacher Weise beim Abnehmen helfen. Sie wirken harntreibend, blutreinigend und stärken die Verdauung. Der Stoffwechsel wird angeregt und der Blutzuckerspiegel sanft reguliert.

In geringer Menge enthalten Wacholderbeeren auch Phytoöstrogene.

Üblicherweise findet man Wacholderbeeren im Gewürzregal. Man kann sie aber auch in Apotheken und Kräuterläden als Heilpflanze kaufen.

Zimt - Cinnamomum zeylanicum

Der wohlschmeckende Zimt hat seine große Stärke in der Regulierung des Blutzuckerspiegels. Dadurch kann er sehr gut beim Abnehmen helfen.

Außerdem wirkt Zimt entkrampfend und stärkt die Verdauung. Blähungen und krampfartige Verdauungsbeschwerden werden dadurch gelindert.

In geringen Mengen enthält der Zimt progesteron- und östrogenähnliche Phytohormone.

Die Zimt-Rinde ist vor allem im Gewürzregal zu finden. Man kann ihn aber auch in Apotheken und Kräuterläden finden. In letzter Zeit gibt es auch viele zimthaltige Fertigpräparate, die zur Blutzuckerregulierung eingesetzt werden.

Teemischungen

Zum Abnehmen in den Wechseljahren haben wir drei verschiedene Teemischungen zusammengestellt.

Jede der Teemischungen hilft einerseits gegen Wechseljahrsbeschwerden und unterstützt andererseits das Abnehmvorhaben.

Man kann die Teemischungen kurmäßig einsetzen, beispielsweise mit drei Tassen täglich.

Die gleiche Teemischung sollte man maximal sechs Wochen am Stück trinken, was für jeden Kräutertee mit Heilwirkung gilt.

Nach diesen sechs Wochen kann man wahlweise zu einer der anderen Teemischungen wechseln.

Die Teemischungen sind so zusammengestellt, dass sich jeweils 100 Gramm ergeben. Diese Menge ist als kleiner Vorrat gedacht.

So bereitet man die Tees zu:

- Von der jeweiligen Teemischungen nimmt man einen gehäuften Teelöffel pro Tasse.
- Die Kräuter werden mit kochendem Wasser übergossen.
- Den Tee lässt man 10 bis 15 Minuten ziehen.
- Dann filtert man den Tee ab.
- Den Tee trinkt man in kleinen Schlucken, am besten ungesüßt.

Man kann die Teemischungen auch einfach als Inspiration nehmen und sich selbst einen Tee zusammenstellen.

Teemischung 1

Diese erste Teemischung ist einfach und besteht ausschließlich aus dem grünen und blühenden Kraut und Blättern.

Sie ist besonders gut geeignet fürs Abnehmen zu Beginn der Wechseljahre. Sie enthält nämlich in mehreren der Kräuter progesteronähnliche Phytohormone. Aber auch im weiteren Verlauf der Wechseljahre kann dieser Tee sehr hilfreich sein, denn der Progesteronmangel bleibt ja dauerhaft bestehen.

- 25 gr Schafgarben-Kraut
- 25 gr Frauenmantel-Kraut
- 25 gr Birken-Blätter
- 25 gr Melissen-Kraut

Schafgarbe und Frauenmantel wirken in dieser Mischung in erster Linie progesteronähnlich, die Schafgarbe aber auch blutzuckersenkend und verdauungsfördernd.

Die Birkenblätter übernehmen in dieser Mischung eine harntreibende Wirkung und helfen auch, den Blutzucker zu senken.

Die Melisse bringt einen frischen, zitronigen Geschmack in die Mischung. Außerdem hilft sie gegen Stimmungsschwankungen und entkrampft die Verdauungsorgane.

Teemischung 2

Diese Teemischung ist gut geeignet für das Abnehmen in der ersten Phase der Wechseljahre, aber auch für spätere Phasen der Wechseljahre.

Die Mischung enthält teilweise Heilpflanzen, die man nicht in jeder Apotheke völlig unkompliziert erhält, beispielsweise die Mönchspfeffer-Samen. Im Prinzip kann jedoch jede Apotheke den Mönchspfeffer bestellen, aber manchmal muss man gewisse Mindestmengen abnehmen (z.B. 100 gr). Den Zimt kann man im Zweifelsfall in Form von Zimtstangen im Gewürzregal finden.

- 30 gr Mönchspfeffer-Samen
- 20 gr Hauhechel-Wurzel
- 20 gr Brennnessel-Kraut
- 20 gr Zimt-Rinde
- 10 gr Passionsblumen-Kraut

Der Mönchspfeffer übernimmt in dieser Teemischung hauptsächlich die Aufgabe, die körpereigene Progesteronproduktion anzuregen. Auch Hauhechel, Zimt und Passionsblume wirken leicht progesteronähnlich und teilweise auch östrogenähnlich.

Die Hauhechelwurzel und die Brennnessel übernehmen in der Mischung harntreibende und blutreinigende Aufgaben. Die Brennnessel regt außerdem die Verdauung an.

Die Zimtrinde hilft bei der Regulierung des Blutzuckerspiegels und stärkt die Verdauung. Außerdem sorgt sie für den guten Geschmack der Teemischung.

Die Passionsblume hilft gegen Reizbarkeit und entkrampft die Verdauungsorgane.

Teemischung 3

Diese Teemischung ist für das Abnehmen in allen Phasen der Wechseljahre gut geeignet. In den fortgeschrittenen Wechseljahren und auch in der Postmenopause entfaltet sie ihre Wirkung besonders gut.

Die Mischung enthält teilweise Heilpflanzen, die man nicht in jeder Apotheke völlig unkompliziert erhält, beispielsweise die Traubensilberkerzen-Wurzel. Im Prinzip kann jedoch jede Apotheke die Traubensilberkerze bestellen, aber manchmal muss man gewisse Mindestmengen abnehmen (z.B. 100 gr). Den Wacholder kann man im Zweifelsfall im Gewürzregal finden.

- 30 gr Traubensilberkerzen-Wurzel
- 20 gr Ackerschachtelhalm-Kraut
- 20 gr Johanniskraut
- 20 gr Süßholz-Wurzel
- 10 gr Wacholder-Beeren

Die Traubensilberkerze fördert die körpereigene Östrogen- und Progesteronproduktion. Sie wirkt ausgleichend auf das Verhältnis der beiden Hormone. Dadurch hilft sie unter anderem sehr gut gegen Hitzewallungen.

Auch die anderen in der Mischung enthaltenen Kräuter haben eine leichte östrogenartige Wirkung, vor allem das Johanniskraut. Teilweise haben sie zusätzlich eine progesteronartige Wirkung.

Der Ackerschachtelhalm wirkt harntreibend und stärkt das Bindegewebe. Harntreibend und blutreinigend wirken in dieser Mischung auch das Süßholz und der Wacholder. Sie stärken außerdem die Verdauung und verbessern den Geschmack der Teemischung.

Das Johanniskraut stärkt die Verdauung und hilft außerdem gegen leichte Depressionen, die in den Wechseljahren häufiger auftreten.

Schüssler-Salze

Die Biochemie nach Dr. Schüssler, auch Schüsslersalze genannt, sind eine sehr beliebte, sanfte Heilmethode.

Ihre Wirkungsweise basiert auf der Idee, dass Krankheiten durch Mineralsalzmangel in den Körperzellen hervorgerufen werden. Abhilfe gegen diesen Mangel sollen die Schüssler-Salze bringen. Sie enthalten die Mineralsalze, die auch im Körper vorkommen, in homöopathisch potenzierter Form. Das heißt, sie sind stufenweise stark verdünnt worden.

Durch die homöopathische Potenzierung sind die Moleküle der Mineralsalze so fein verteilt, dass sie besonders gut zu den Körperzellen vordringen können sollen. Dort sollen sie dann den Mangel beheben und zu verbesserter Gesundheit führen.

Die Schüsslersalze werden in Apotheken vorwiegend als Tabletten auf Milchzucker-Basis angeboten. Diese Zubereitungsform entspricht dem homöopathischen Arzneibuch. Für Menschen mit Laktose-Intoleranz gibt es auch Globuli (Kügelchen) mit Zucker anstelle von Milchzucker.

Schüssler-Kur zum Abnehmen in den Wechseljahren

Man kann Schüssler-Salze sehr gut kurmäßig anwenden, um über einen Zeitraum von mehreren Wochen eine besonders nachhaltige Wirkung zu erzielen.

Bei einer Schüssler-Kur nimmt man bevorzugt drei verschiedene Mittel ein. Ein Mittel morgens, ein anderes mittags und das dritte am Abend. Jeweils 3 Tabletten. Wer will kann auch bei jeder Einnahme je eine Tablette von jedem der Mittel nehmen.

Die Kur wird drei bis sechs Wochen lang durchgeführt.

Danach kann man ein bis drei Wochen Pause machen und die Kur auf Wunsch wiederholen.

Folgende Schüsslersalze eignen sich gut für eine Kur zum Abnehmen in den Wechseljahren:

- Nr. 1 Calcium Fluoratum D12
- Nr. 9 Natrium Phosphoricum D6
- Nr. 10 Natrium Sulfuricum D6

Zu den einzelnen Mitteln der Kur

Das Schüssler-Salz Nr. 1 Calcium Fluoratum wirkt ausgleichend auf die Hormonschwankungen in den Wechseljahren. Außerdem stärkt dieses Schüsslersalz das Bindegewebe und macht die Haut straffer.

Das Mittel Nr. 9 Natrium Phosphoricum hilft gegen die Folgen von zu viel Zucker und Kohlenhydraten. Es gleicht Übersäuerung aus. Außerdem nimmt es den Heißhunger auf Süßigkeiten. Orangenhaut kann gelindert werden.

Mit dem Salz Nr. 10 Natrium Sulfuricum wird der Stoffwechsel gestärkt. Es hilft dabei, die Folgen von Fehlernährung auszugleichen. Auch die Verdauung wird gestärkt. Wasseransammlungen in den Füßen und Händen werden abgebaut.

Liste der Funktionsmittel

Hier finden Sie eine Liste der zwölf Funktionsmittel und die Gewebearten, auf die sie bevorzugt wirken.

Die 12 Funktionsmittel		Wirkt vor allem auf:
Nr. 1.	Calcium Fluoratum	Bindegewebe, Haut, Gelenke
Nr. 2.	Calcium Phosphoricum	Knochen und Zähne
Nr. 3.	Ferrum Phosphoricum	Immunsystem
Nr. 4.	Kalium Chloratum	Schleimhäute
Nr. 5.	Kalium Phosphoricum	Nerven
Nr. 6.	Kalium Sulfuricum	Stoffwechsel
Nr. 7.	Magnesium Phosphoricum	Muskeln
Nr. 8.	Natrium Chloratum	Flüssigkeitshaushalt
Nr. 9.	Natrium Phosphoricum	Stoffwechsel
Nr. 10.	Natrium Sulfuricum	Entschlackung
Nr. 11.	Silicea	Bindegewebe, Haut, Haare
Nr. 12.	Calcium Sulfuricum	Gelenke, Eiter

Homöopathie

Die Homöopathie ist eine bekannte Naturheilmethode, die auf Samuel Hahnemann zurück geht.

Der Grundsatz der Homöopathie lautet:

"Similia similibus curentur - Ähnliches wird durch Ähnliches geheilt."

Das heilende Mittel ist also eine Substanz, die beim gesunden Menschen ähnliche Symptome hervorruft, wie die zu behandelnde Krankheit. Beispielsweise wird die Biene verwendet, um brennende Schmerzen und Schwellungen zu behandeln.

Damit das Mittel möglichst gut wirkt, wird es homöopathisch potenziert. Das heißt, es wird stufenweise immer stärker verdünnt. Bei den üblicherweise verwendeten Potenzen ist nicht mehr viel von der Ausgangssubstanz im fertigen Mittel enthalten. Die Idee dahinter ist, dass sich die heilende Energie auf das Wasser überträgt.

Homöopathische Potenzen, die für die Laienanwendung geeignet sind, nennen sich beispielsweise D6 oder D12. Das bedeutet, dass das Mittel 6 bzw. 12 mal um das Zehnfache verdünnt wurde. Es gibt auch Potenzen, die hundertfach verdünnt werden. Diese haben ein "C" in der Bezeichnung.

Für eine klassische homöopathische Konstitutionstherapie und für die Anwendung höherer Potenzen sollte man einen erfahrenen Homöopathen aufsuchen. Der Homöopath wird durch einen umfangreichen Fragenkatalog das optimal geeignete Mittel herausfinden.

Die Selbstbehandlung mit homöopathischen Mitteln durch den Laien ist weniger zielgerichtet, kann aber dennoch die Selbstheilungskräfte des Menschen unterstützen.

Diese selbst ausgesuchten Mittel kauft man sich am besten als Globuli (Kügelchen) oder Tropfen in der Potenz D6. Homöopathische Mittel erhält man in der Apotheke.

Davon nimmt man 3x täglich 5 bis 20 Tropfen oder Globuli.

Nachfolgend werden einige bekannte homöopathische Mittel, die sich zum Abnehmen in den Wechseljahren eignen, kurz beschrieben.

Je mehr Faktoren der Beschreibung auf die eigene Situation passen, desto geeigneter ist das jeweilige Mittel. Wenn keine der Mittelbeschreibung gut passt, dann kann man sich für das Mittel entscheiden, das am ehesten passt oder einen Homöopathen aufsuchen.

Calcium carbonicum

Calcium carbonicum ist ein Mittel, das besonders gut zu blassen, übergewichtigen Frauen passt.

Die Betroffenen sehen häufig aufgequollen aus und haben reichlich Wassereinlagerungen.

Sie sind gelassen und ruhig, aber auch antriebsschwach und empfindsam.

Sie neigen zu Erschöpfung und sind häufig krank.

Durch körperliche Anstrengung und Schwitzen werden alle Beschwerden verstärkt. Daher meiden die Betroffenen sportliche Aktivität, auch wenn sie wissen, dass Sport ihnen beim Abnehmen helfen könnte.

Häufig haben die Betroffenen Verstopfung, Kopfschmerzen und Rückenschmerzen. Ihre Menstruation ist oft sehr stark, so lange sie noch Blutungen haben.

Graphites

Das Mittel Graphites ist für übergewichtige Frauen geeignet, die reizbar sind und unter Stimmungsschwankungen leiden.

Das Aussehen der betroffenen Frauen ist tendenziell blass, aber weniger aufgequollen wie bei Calcium carbonicum. Graphites-Typen wirken kräftig und können gut zupacken, sind aber auch gerne etwas träge.

Ihre Haut ist trocken und neigt zum Einreißen. Dadurch haben sie auch häufig Ekzeme oder Geschwüre.

Der Bauch ist häufig durch chronische Verstopfung aufgetrieben.

Die Neigung zu Schweißausbrüchen ist oft ausgeprägt.

Ihre Menstruationsblutungen sind eher schwach, so lange noch Blutungen auftreten.

Kalium carbonicum

Kalium carbonicum ist ein Mittel, das geeignet ist, wenn Frauen trotz ausgeprägtem Pflichtbewusstsein und starker Korrektheit zu Übergewicht neigen. Ihr Perfektionsdrang hilft ihnen nicht dabei, schlank zu bleiben.

Viele der Betroffenen leiden unter Blähungen und Verstopfung, sodass der Bauch aufgetrieben wird. Auch Ödeme in Füßen, Händen und im Bauch sind häufig.

Die Neigung zur Schlaflosigkeit fördert die Entstehung zu Übergewicht.

Durch das Übergewicht und eine eventuelle Schwäche der Rückenmuskeln kommt es häufig zu Hexenschuss und anderen Rückenschmerzen.

Lachesis

Lachesis ist ein typisches homöopathisches Mittel für die Wechseljahre.

Es passt zu aufgeweckten Frauen, die starke Gefühle haben und gerne reden. Ein typisches Zeichen ist das Zeigen der Zungenspitze, wenn man sich konzentriert.

Ihre Gesichtsfarbe ist oft rot und sie sind häufig etwas aufgedunsen.

Frauen, zu denen Lachesis passt, leiden oft stark unter Hitzewallungen. Während der Periode haben sie häufig Unterleibskrämpfe.

In engen Kleidern fühlen sie sich nicht wohl. Morgens und bei heißem Wetter sind ihre Beschwerden stärker als abends und wenn es kühl ist.

Sie lieben Frischluft und fühlen sich wohl, wenn sie sich regelmäßig bewegen.

Pulsatilla

Das Mittel Pulsatilla eignet sich für sanfte, sehr feminine Frauen.

Viele Pulsatilla-Frauen sind leicht blass, haben blaue Augen und feines Haar. Sie neigen zu leichtem Übergewicht.

Frauen, für die Pulsatilla das passende Mittel ist, haben häufig schon vor den Wechseljahren Probleme mit den Unterleibsorganen oder der Menstruation. Typisch ist auch das prämenstruelle Syndrom, weil Pulsatilla-Typen zu einem erhöhten Östrogenspiegel neigen.

Abends fühlen sie sich oft schlechter als tagsüber. Leichte Bewegung hilft ihnen gegen ihre Beschwerden.

Hausmittel

Mit verschiedenen Hausmitteln kann man das Abnehmen unterstützen.

Keines dieser Hausmittel wird als einzige Maßnahme ausreichen, um in den Wechseljahren abzunehmen.

Man kann sie aber ergänzend zu anderen Maßnahmen wie Überwinden der Abnehmhindernisse, Ernährungsumstellung und Bewegung einsetzen. Dann helfen sie beim Abnehmen, sodass es leichter fällt.

Schwedenkräuter-Kur

Schwedenkräuter sind eine intensive Kräutermischung, die mehrere verdauungsfördernde Heilpflanzen enthält. Auch der Stoffwechsel wird angeregt und Heißhunger auf Süßigkeiten verringert.

Der sogenannte kleine Schwedenbitter ist sehr intensiv, der große Schwedenbitter hingegen magenfreundlicher. Je nach Empfindlichkeit des Magens hat man also die Wahl.

Bei einer Schwedenkräuter-Kur trinkt man drei Mal täglich vor jeder Mahlzeit ein großes Glas, dem je ein Teelöffel Schwedenkräuter beigegeben wurde.

Siehe auch: www.heilen-mit-schwedenkraeutern.de

Achtung! Schwedenkräuter enthalten Alkohol. Deshalb sind sie nicht für Kinder und Menschen mit Alkoholproblemen geeignet.

Apfelessig-Kur

Apfelessig soll die Verdauung anregen und den Fettabbau fördern. Außerdem soll Apfelessig den Heißhunger auf Süßigkeiten lindern.

Man kann verdünnten Apfel-Essig kurmäßig anwenden.

Dazu trinkt man morgens vor dem Frühstück ein Glas Wasser, in das ein Teelöffel Honig und zwei Teelöffel Apfelessig gegeben werden.

Kombucha

Kombucha ist vergorenes Heilgetränk, das mit schwarzem Tee zubereitet wird. Ursprünglich stammt der Kombucha aus China, ist aber auch schon seit dem Mittelalter in Südrussland und auf dem Balkan sehr beliebt.

Auf der Basis von Schwarztee und Zucker wird mithilfe eines Teepilzes innerhalb von einer Woche ein säuerliches Getränk zubereitet. Man kann das Kombucha-Getränk wahlweise selbst herstellen oder man kauft er fertig in Supermärkten oder Bioläden.

Der Teepilz wandelt den süßen Schwarztee in ein Getränk um, das voll ist mit Vitaminen, Aminosäuren, Enzymen, Milchsäure, antibiotischen Wirkstoffen und Glukuronsäure .

Der Kombucha gilt als der reinste Jungbrunnen und soll zu einem sehr langen Leben bei voller Gesundheit verhelfen.

Als Hauptwirkstoff im Kombucha gilt die Glukuronsäure, die bei der Ausscheidung von Stoffwechselendprodukten helfen soll.

Dem Kombucha wird eine stark anregende Wirkung auf den Stoffwechsel nachgesagt.

Daher wird er auch gerne gegen Übergewicht eingesetzt.

Man kann täglich ein bis drei Gläser Kombucha pur oder halb und halb mit Wasser verdünnt trinken.

Allerdings sollte man berücksichtigen, dass der Kombucha eine gewisse Menge Kalorien beinhaltet, abhängig davon, wie viel Restsüße er enthält.

Außerdem enthält der Kombucha geringe Mengen Alkohol (ca. 0,5% Vol.). Daher ist er nicht für Kinder und Menschen mit Alkoholproblemen geeignet.

Kwas

Kwas ist ein russisches Erfrischungsgetränk, das mithilfe von Milchsäure-Gärung aus Brot hergestellt wird.

In Deutschland kann man ein vergleichbares Getränk unter dem markenrechtlich geschützten Namen Brottrunk in Supermärkten und Bäckereien kaufen.

Durch die Vergärung des Brotes enthält der Kwas Milchsäurebakterien, Milchsäure, Hefen, Proteine, zahlreiche Vitamine und Spurenelemente.

Kwas soll unter anderem die Verdauung fördern und den Stoffwechsel anregen. Daher kann man ihn auch gegen Übergewicht anwenden.

Vom Kwas trinkt man drei Mal täglich ein kleines Glas. Alternativ dazu kann man ihn auch mit Wasser und Apfelsaft verdünnen und davon ein größeres Glas trinken.

Akupressur

Die Akupressur ist eine chinesische Heilmethode, die eng mit der Akupunktur verwandt ist.

Bei der Akupressur braucht man keine Nadeln, sondern nur seine Hände. Daher ist die Akupressur sehr gut zur Behandlung durch Laien und zur Selbstbehandlung geeignet.

Man kann eine kurze Akupressurbehandlung einfach, ohne großen Aufwand, zwischendurch anwenden.

Begierdepunkt gegen Heißhunger-Attacken

Gegen Heißhunger-Attacken hilft eine kurze Massage des "Begierdepunktes".

Der Begierdepunkt befindet sich am äußeren Rand des Ohrs, etwa einen Finger breit über und hinter dem Ohrläppchen.

Diesen Punkt kann man links und rechts mit Daumen und Zeigefinger zusammendrücken und etwa eine Minute lang fest massieren.

Dadurch verringert sich der Heißhunger.

Oberlippen-Punkt gegen Heißhunger

Gegen Heißhunger gibt es einen weiteren Akupressur-Punkt. Er sitzt in der Mitte der Oberlippe.

Zur Behandlung greift man die Mitte der Oberlippe mit Daumen und Zeigefinger im Zangengriff und massiert sie mindestens eine Minute lang.

Der Heißhunger wird verringert.

Sättigungsgefühl stärken

Ein Punkt in der Mitte des Oberarms kann helfen, die Sättigungswahrnehmung zu verbessern.

Der Punkt befindet sich außen in der Mitte des Oberarms auf beiden Armen. Die Stelle ist auf Druck leicht schmerzhaft.

Zur Behandlung drückt man diesen Punkt kräftig mit Zeigefinger und Mittelfinger. Die Stelle wird mit wechselndem Druck mindestens eine Minute lang massiert.

Wenn man die Übung täglich wiederholt, fühlt man sich schneller satt.

Abnehmplan für die Wechseljahre

Jetzt, nachdem Sie die theoretischen Grundlagen über das Abnehmen in den Wechseljahren erfahren haben, können Sie einen Abnehmplan schmieden.

Der Abnehmplan kann Ihnen bei der Orientierung helfen, welche Schritte sinnvoll und notwendig für Ihr Abnehmvorhaben sind.

Die nachfolgenden Schritte müssen nicht unbedingt in der aufgeführten Reihenfolge durchgeführt werden. Sie können also beispielsweise schon mit Ihrer Ernährungs-Umstellung beginnen, bevor Sie beim Arzt waren.

Untersuchung beim Arzt

Ein Arztbesuch ist nicht zwingend erforderlich, wenn Sie abnehmen wollen.

Doch weil das Abnehmen in den Wechseljahren so schwierig ist, kann es sehr hilfreich sein, wenn Sie wissen, wie es um ihre Blutwerte und Gesundheit bestellt ist.

Mithilfe der Blutwerte können Sie und Ihr Arzt entscheiden, ob eine Behandlung notwendig oder empfehlenswert ist. Die Behandlung kann Ihnen dann nicht nur beim Abnehmen helfen, sondern auch Ihr gesamtes Wohlbefinden verbessern.

Blutuntersuchung beim Frauenarzt

Die Blutuntersuchung der Geschlechtshormone lässt man am besten vom Frauenarzt durchführen.

Zwar kann auch der Hausarzt die Werte der Geschlechtshormone vom Labor bestimmen lassen, aber meistens kann er Ihnen die Ergebnisse kaum erklären. Auch eine Abrechnung über die Krankenkasse ist für den Hausarzt noch schwieriger als für den Frauenarzt.

Folgende Blutwerte sollten vom Frauenarzt und seinem Labor untersucht werden:

- Östradiol (Östrogen)
- Progesteron
- FSH (Follikel stimulierendes Hormon)
- Testosteron

Weitere Blutwerte können durchaus sinnvoll sein, beispielsweise LH, DHEA oder Prolaktin.

Die Blutwerte schwanken in den Wechseljahren nicht nur entsprechend des Zyklus, sondern auch von Tag zu Tag und oft auch von Stunde zu Stunde.

Die Ergebnisse des Bluttests sind also nicht dauerhaft aussagekräftig, sondern nur eine Momentaufnahme. Sie können bestenfalls eine grobe Orientierung geben. Am besten wären daher wiederholte Bluttests, aber das kann kostspielig werden.

Ob die Krankenkasse die Kosten der Bluttests übernimmt, hängt einerseits von der jeweiligen Kasse und vom Budget des Arztes ab.

Lassen Sie sich eine Kopie der Untersuchungsergebnisse geben und heben Sie diese sorgfältig auf, damit Sie bei künftigen Untersuchungen Vergleichswerte haben.

Körperliche Untersuchung beim Frauenarzt

Wenn man schon beim Frauenarzt ist, kann man sich auch gleich körperlich von ihm untersuchen lassen.

Da sich in den Wechseljahren so viel ändert, sollte man sowieso am besten jährlich zum Frauenarzt gehen.

Folgende Untersuchungen wären in diesem Zusammenhang sinnvoll:

- Allgemeine Untersuchung des Organsystems,
- Abstrich des Gebärmutterhalses für die Krebsvorsorge-Untersuchung,
- Ultraschall-Untersuchung der Gebärmutter, um Myome auszuschließen und zu sehen, wie dick die Gebärmutterschleimhaut ist,
- Ultraschall-Untersuchung der Eierstöcke, um die Größe zu beurteilen und um Zysten auszuschließen.
- Tast-Untersuchung der Brust, um Knoten auszuschließen,
- Eventuell Ultraschall-Untersuchung der Brust, um noch genauere Informationen über die Brust zu erhalten.

Häufig können erfahrene Frauenärzte allein anhand der körperlichen Untersuchung und der Befragung (Anamnese) feststellen, wie weit die Wechseljahre fortgeschritten sind.

Blutuntersuchung beim Hausarzt

Beim Hausarzt können Sie weitere Blutwerte feststellen lassen, die Ihnen Auskunft darüber geben können, welche Abnehmhindernisse überwunden werden sollten.

Folgende in diesem Buch beschriebene Blutwerte sind für Sie interessant:

- Insulin (vor dem Frühstück)
- Schilddrüsenhormone: T3, T4, TSH
- Eisen im Serum
- Hämoglobin
- Cortisol
- Cholesterin
- HDL-Cholesterin
- LDL-Cholesterin

Auch andere Blutwerte können in Hinblick auf das Abnehmen sehr interessant sein. Man erfährt durch diese Blutwerte einiges über die Gesundheit und die Stoffwechselsituation.

Folgende Blutwerte sind hierzu interessant:

- Blutzucker (vor dem Frühstück)
- Triglyceride / Neutralfette
- Harnsäure
- Harnstoff

Da diese Werte in diesem Buch bislang nicht als Blutwerte erklärt wurden, folgt hier eine kurze Beschreibung der wichtigsten Aspekte in Hinblick auf das Abnehmen.

Selbstverständlich sollte Ihr Arzt Ihnen die Werte erklären, die von den Normalwerten abweichen. Bei den Laborausdrucken stehen üblicherweise die Normalwerte neben den individuellen Ergebnissen.

- **Blutzucker:** Ein erhöhter Nüchtern-Blutzuckerspiegel deutet auf eine eventuelle Diabetes-Erkrankung hin. Daher ist eine gründliche Untersuchung in Hinblick auf Diabetes notwendig.
- **Triglyceride / Neutralfette:** Die Triglyceride sind die oft erwähnten Blutfettwerte, zusammen mit dem Cholesterin. Wenn die Triglyceride erhöht sind, kann dies auf mehrere Gegebenheiten hindeuten: eine erbliche Veranlagung zu erhöhten Triglyceriden, zu viel inneres Bauchfett, zu wenig Bewegung, zu viel Kohlenhydrate und Fett in der Ernährung.

195

- **Harnsäure:** Harnsäure entsteht, wenn Purine abgebaut werden. Purine sind beispielsweise in Fleisch und Innereien enthalten. Aber auch bei strengen Diäten werden reichlich Purine abgebaut. Wenn dauerhaft zu viel Harnsäure im Blut ist, dann kann es zu Gicht kommen.
- **Harnstoff:** Harnstoff ist ein Abbauprodukt von Proteinen. Ein erhöhter Harnstoff-Spiegel kann auf schwere Nierenschäden hindeuten. Aber es kann auch bedeutet, dass man zu wenig trinkt oder zu viel Eiweiß isst.

Ob die Krankenkasse die Kosten der Bluttests übernimmt, hängt einerseits von der jeweiligen Kasse und vom Budget des Arztes ab.

Lassen Sie sich eine Kopie der Untersuchungsergebnisse geben und heben Sie diese sorgfältig auf, damit Sie bei künftigen Untersuchungen Vergleichswerte haben.

Körperliche Untersuchung beim Hausarzt

Beim Hausarzt kann man einen Gesundheits-Check durchführen lassen.

Solch ein Check beinhaltet unter anderem Blutdruck messen, EKG und dergleichen.

Dadurch kann grob abgeschätzt werden, wie gesund Sie sind und ob Sie uneingeschränkt Sport treiben dürfen.

Bevor Sie ein intensives Sportprogramm starten, ist solche eine Untersuchung wichtig, vor allem, wenn sie lange keinen Sport getrieben haben.

Wenn Sie bezüglich Sport und Ihrer Gesundheit unsicher sind, könnte auch der Besuch bei einem Sportarzt sinnvoll sein.

Behandlung entsprechend der Hormonsituation

Sobald Sie die Ergebnisse Ihrer Bluttests haben, stellt sich die Frage einer passenden Behandlung.

Behandlung bei erniedrigten Geschlechtshormonen

Je nachdem, wie die Blutuntersuchung beim Frauenarzt ausfällt, kann eine Behandlung sinnvoll sein. Da die Hormonwerte so stark schwanken, können aber auch wiederholte Bluttests nötig werden, um ein klares Bild zu erhalten.

Progesteronmangel - Östrogendominanz

Bei erniedrigten Progesteronwerten empfiehlt sich die Behandlung mit einer Progesteron-Creme (siehe Seite 19). Bei einem leichten Progesteronmangel kann eventuell auch ein Mönchspfeffer-Präparat ausreichen (siehe Seite 179).

Östrogenmangel

Wenn der Östrogenspiegel auch schon erniedrigt ist, dann kann man sich eine Östrogen-Creme verschreiben lassen (siehe Seite 15). In leichten Fällen kann auch ein Präparat mit Traubensilberkerze helfen (siehe Seite 181).

Erhöhter Testosteronspiegel

Ein leicht erhöhter Testosteronspiegel tritt in den Wechseljahren häufig auf.

Als Behandlung der Folgen reicht es meistens, den Progesteronmangel und einen eventuellen Östrogenmangel zu behandeln.

Hinweis zur Hormon-Ersatz-Therapie

Manche Frauenärzte empfehlen immer noch sehr gerne eine Hormon-Ersatz-Therapie. Wenn Sie diese nicht wollen, müssen Sie sich möglicherweise mit starkem Willen durchsetzen. Wenn es um normal verlaufende Wechseljahre und die üblichen Beschwerden geht, dann muss sich der Frauenarzt auf Ihre Wünsche einstellen.

Bei Erkrankungen wie Zysten, Myomen oder ähnlichem sollten Sie jedoch auf den Rat des Arztes hören.

Behandlung bei ungünstigen sonstigen Blutwerten

Je nach Labor-Ergebnis können die Untersuchungen bei Ihrem Hausarzt verschiedene Behandlungen erfordern:

Erhöhter Nüchtern-Insulinspiegel

Bei einem erhöhten morgendlichen Insulinspiegel sollte man seine Ernährung nicht nur für die schlanke Linie, sondern auch für die Gesundheit umstellen. Zucker und Süßigkeiten sollte man weglassen, Kohlenhydrate und Fette insgesamt reduzieren. Außerdem ist regelmäßige Bewegung besonders wichtig (siehe Seite 51).

Schilddrüsen-Unterfunktion

Wenn eine Schilddrüsen-Unterfunktion vorliegt, sollte diese sehr sorgfältig behandelt werden (siehe Seite 40).

Dazu kann es nötig sein, einen Facharzt für Hormonerkrankungen (Endokrinologe) aufzusuchen.

Bei einer Schilddrüsenhormon-Resistenz, bei der nur der TSH-Wert erhöht ist, kann die Anwendung einer Progesteroncreme helfen.

Eisenmangel

Bei einem erniedrigtem Eisenspiegel oder zu wenig Hämoglobin, braucht man ein Eisenpräparat, um wieder fit zu werden (siehe Seite 42).

Alternativ kann man in leichten Fällen auch viel rotes Fleisch essen. Auch Nüsse und Linsen enthalten relativ viel Eisen.

Erhöhter Cortisol-Spiegel

Bei einem erhöhten Cortisol-Spiegel sollte man dringend die Stress-Notbremse ziehen. Gegebenenfalls hilft es, seine Lebensumstände deutlich zu ändern. Auch Entspannungstechniken und regelmäßiger Sport können helfen (siehe Seite 46).

Weitere Abnehmhindernisse ausräumen

Für einige der im Buch beschriebenen Abnehmhindernisse braucht man keinen Bluttest, um zu wissen, dass sie vorliegen.

Das Überwinden dieser Abnehmhindernisse ist jedoch genau so wichtig, wie bei den messbaren Abnehmhindernissen.

Für guten Schlaf sorgen

Schlafmangel verhindert auf vielfältige Weise das Abnehmen.

Daher ist es sehr wichtig, für guten Schlaf zu sorgen (siehe Seite 44).

Stress reduzieren

Auch wenn kein erhöhter Cortisol-Spiegel festgestellt wird, kann Stress mitverantwortlich für das Übergewicht sein (siehe Seite 46).

Wenn Sie unter häufigem Stress leiden, sollten Sie Ihre Lebensumstände auf den Prüfstand stellen.

Außerdem empfehlen sich Entspannungstechniken und Bewegung an frischer Luft.

Depressionen behandeln

Wenn Sie sich oft kraft- und lustlos fühlen, oder oft unglücklich sind, dann leiden Sie möglicherweise unter Depressionen (siehe Seite 49).

Ganz leichte Fälle kann man mit Johanniskraut-Präparaten und viel Licht (kein Sonnenbad) und frischer Luft in den Griff bekommen.

Bei schwereren und hartnäckigen Fällen sollte man sich jedoch nicht scheuen, einen Psychiater oder Psychologen aufzusuchen.

Stoffwechsel wieder ankurbeln

Nach häufigen Diäten in der Vergangenheit kann Ihr Stoffwechsel stark erniedrigt sein, sodass Abnehmen besonders schwer fällt (siehe Seite 50).

Durch Tage mit reichlicher Ernährung im Wechsel mit spartanischen Tagen, können Sie Ihren Stoffwechsel wieder ankurbeln (siehe Seite 88).

Darmbakterien sanieren

Wenn man häufig Blähungen hat oder andere Verdauungsbeschwerden, kann es sein, dass die Darmbakterien in einem ungünstigen Verhältnis vorliegen (siehe Seite 54).

Das Zusammensetzung der Darmbakterien wird günstiger, wenn man oft Jogurt isst oder probiotische Spezialjogurts.

Häufige Blähungen können übrigens auch durch Unverträglichkeiten von Ballaststoffen, Vollkorn, Fructose, Lactose oder anderen Nahrungsmitteln hervorgerufen werden.

Naturheilmethoden als Unterstützung

Zur Unterstützung Ihres Abnehmvorhabens können Sie sich der vorgestellten Naturheilmethoden bedienen (siehe Seite 176).

Heilpflanzen vertragen sich gut mit Schüsslersalzen, Hausmitteln und Akupressur.

Auch die einfache Laienhomöopathie kann man mit anderen Naturheilmethoden kombinieren. Eine vom Homöopathen empfohlene Konstitutionsbehandlung verträgt sich hingegen nicht mit anderen Heilmethoden.

Ernährungsumstellung

Stellen Sie nach und nach Ihre Ernährung um.

Berücksichtigen Sie dabei das Wissen aus dem Kapitel "Ernährung in den Wechseljahren" ab Seite 66.

Hier eine kurze Zusammenfassung wichtiger Aspekte:

- Lassen Sie sich Zeit bei der Ernährungsumstellung
- Essen Sie weder zu wenig, noch zu viel. Etwa 200 bis 300 Kilokalorien weniger als verbraucht werden, sind eine sinnvolle Menge.
- Essen Sie sich bei den Mahlzeiten satt, ohne sich zu überessen.
- Berücksichtigen Sie bei der Umstellung Ihre Vorlieben und Abneigungen.
- Geben Sie ungewohnten Nahrungsmitteln eine Chance.
- Reduzieren Sie Zucker, Süßigkeiten und fette Salzknabbereien. Am besten Sie verzichten ganz darauf, wenn Sie das aushalten.
- Verringern Sie die Menge der verzehrten Kohlenhydrate.
- Verringern Sie die Fettmenge in Ihrem Essen.
- Essen Sie ausreichend Proteine.
- Essen Sie viel Obst und Gemüse.
- Trinken Sie viel Wasser.
- Verzichten Sie weitgehend auf Softdrinks und Säfte.
- Essen Sie ein gutes Frühstück. Es darf ruhig reichlich Kohlenhydrate enthalten.
- Essen Sie mittags leicht, aber was Sie wollen.
- Essen Sie abends kohlenhydratarm mit viel Eiweiß und Gemüse.
- Vermeiden Sie kalorienreiche Zwischenmahlzeiten und Snacks.
- Essen Sie oft Karotten, Kopfsalat und Alfalfa-Sprossen, denn sie enthalten progesteronähnliche Phytohormone.

Sportprogramm

Das Sport- und Bewegungsprogramm stellt das dritte wichtige Standbeim beim Abnehmen in den Wechseljahren dar.

Berücksichtigen Sie dabei das Wissen aus dem Kapitel "Bewegung in den Wechseljahren" ab Seite 147.

Hier eine kurze Zusammenfassung wichtiger Aspekte:

- Beginnen Sie nach und nach mit der Erweiterung Ihrer sportlichen Aktivität. Es bringt nichts, wenn Sie sich am Anfang überfordern und schnell die Motivation verlieren.
- Stärken Sie Ihre Muskeln durch regelmäßiges Krafttraining. Muskeln helfen nämlich sehr gut beim Abnehmen.
- Suchen Sie sich eine oder mehrere Ausdauersportarten, die Ihnen Freude machen.
- Trainieren Sie mindestens 3 mal wöchentlich 30 Minuten. Besser sind 5 mal wöchentlich 1,5 Stunden oder mehr.
- Gönnen Sie sich mindestens einen Ruhetag pro Woche.
- Überfordern Sie sich nicht.
- Unterfordern Sie sich nicht.
- Trainieren Sie so, dass Sie ins Schwitzen kommen.

Wenn es nicht mehr weiter geht

Bei einem Abnehmvorhaben kommt häufig der Zeitpunkt, an dem das Gewicht über Wochen hinweg nicht mehr weiter fällt. Der Abnehmprozess stockt.

Dieses Stocken kann verschiedene Ursachen haben. Entsprechend gibt es auch verschiedene Ansätze, um das Abnehmen wieder in Schwung zu bringen.

Hier folgen einige mögliche Gründe für die Abnehmblockade und Abhilfe dagegen.

Kurzfristiges Stocken der Gewichtsabnahme

Wenn man für ein bis vier Wochen nicht weiter abnimmt, dann kann dies ein ganz natürlicher Stabilisierungsvorgang des Körpers sein.

In diesem Fall ist Geduld angesagt, auch wenn es schwer fällt, sich anzustrengen und trotzdem nicht weiter abzunehmen.

Wenn die Abnehmpause über vier Wochen hinweg weiter besteht, wird es Zeit, seine Abnehmmaßnahmen zu überprüfen.

Stocken schon nach ein bis zwei Wochen

In den ersten Wochen geht das Abnehmen leichter, weil Wassereinlagerungen abgebaut werden und der Darm sich leert.

Wenn es danach nicht weitergeht, hilft ein Finetuning der Ernährung und vermehrter Sport.

Stocken durch eingeschlichene Ernährungsfehler

Im Laufe der Zeit schafft es unser Unterbewusstes oft, sich an verschiedenen Ecken wieder mehr kalorienreiche Nahrungsmittel zu ergattern (siehe Seite 142).

Hier hilft ein Finetuning der Ernährung.

Stocken durch nachlässigeren Sport

Nach einer ersten Phase mit hoher Motivation wird der Sport manchmal etwas lustloser ausgeübt. Selbst bei gleichbleibender Häufigkeit und Dauer des Trainings ist der Sport dann weniger wirkungsvoll.

In diesem Fall hilft es, mit neuem Schwung die Bewegung wieder zu intensivieren. Schauen Sie sich eventuell nach neuen, interessanten Sportarten und Herausforderungen um.

Stocken durch Muskelwachstum

Wenn man viel Sport treibt, insbesondere Kraftsport, und nimmt nicht ab, oder gar zu, dann kann das am Muskelwachstum liegen.

Muskeln sind schwerer als Fett. Daher wiegt man mehr, wenn die Muskeln wachsen. Das bedeutet, dass man durchaus Fett verlieren kann, auch wenn das Gewicht konstant bleibt.

In diesem Fall braucht man Geduld mit sich und seinem Körper.

Wenn die Muskeln erst einmal genug gewachsen sind, dann sorgen sie für umso schnellere Gewichtsabnahme.

Stocken durch Gewöhnung des Körpers

Der Körper gewöhnt sich nach einer Weile an eine verringerte Energiezufuhr durch die Nahrung.

Wenn die Kombination aus Ernährungsumstellung und Sport nur eine geringe Differenz zwischen Energiezufuhr und Verbrauch ergeben hatte, dann kann die Gewöhnung die Differenz zum Schmelzen bringen. Dann nimmt man nicht mehr weiter ab.

Hier hilft ein Finetuning der Ernährung und intensivierter Sport.

Stocken durch zu wenig Nahrung

Nicht nur zu viel Nahrung, sondern auch zu wenig Nahrung können das Abnehmen blockieren.

Durch zu geringe Nahrungszufuhr wird der Stoffwechsel verlangsamt.

Es kann zu einem schleichend einsetzenden Hungerstoffwechsel kommen (siehe Seite 84).

In diesem Fall hilft eine Reaktivierung des Stoffwechsels (siehe Seite 88).

Stocken durch hormonelle Veränderungen im Körper

Im Verlauf der Wechseljahre kann sich die hormonelle Situation immer wieder ändern.

Hormonelle Veränderungen, die das Abnehmen verhindern, könnten beispielsweise sein:

- ein verstärkter Progesteronmangel,
- eine Schilddrüsenhormoninsuffizienz durch Progesteronmangel,
- eine Schilddrüsenunterfunktion.

Wenn man den Verdacht hat, dass einer oder mehrerer dieser Punkte zutreffen, sollten Sie erneut den Arzt aufsuchen und eine Blutuntersuchung durchführen lassen.

Finetuning der Ernährung

In mehreren Fällen von Abnehmblockade hilft ein Finetuning der Ernährung.

Damit ist folgendes gemeint:

- Fragen Sie sich, in welchen Bereichen der Ernährung sich kleine Extras eingeschlichen haben (siehe Seite 142).
- Überlegen sie, in welchen Bereichen Ihrer Ernährung Sie sich noch zu kalorienreich ernähren. Typische Beispiele hierfür: Süßigkeiten, süße Getränke, fetter Käse, fette Wurst. Streichen oder reduzieren Sie diese Bereiche.
- Ersetzen Sie kalorienreiche Nahrungsmittel durch ähnliche kalorienärmere Nahrungsmittel.
- Streichen Sie Zwischenmahlzeiten, die Sie nicht unbedingt brauchen.
- Probieren Sie neue Obst- und Gemüsearten, die Sie bisher noch nicht regelmäßig gegessen haben.

Das Ganze heißt Finetuning, weil es um eine Feineinstellung geht.

Eine Verzichtsaktion mit dem Holzhammer ist nicht sinnvoll, denn das führt langfristig zu Frust und Verweigerung der umgestellten Ernährung.

Wenn man sich schrittweise umstellt, dann ändert sich nach und nach auch der Geschmack und die Umstellung fällt leicht.

Selbsttest auf Webseite

Im Laufe des Jahres 2010 wird auf der Webseite www.erfolgreich-abnehmen-in-den-wechseljahren.de ein Selbsttest erscheinen.

Der Selbsttest kann anonym und ohne Registrierung kostenlos durchgeführt werden.

Bei diesem Selbsttest können Sie Ihre Blutwerte, Wechseljahrsbeschwerden, Ernährungsvorlieben, Abneigungen, Sportvorlieben und dergleichen eintragen.

Daraus wird ein individueller Abnehmplan für Sie zusammengestellt, den Sie sich ausdrucken können.

Der Selbsttest wird immer wieder den neuesten Erkenntnissen angepasst, sodass er immer aktuell bleibt.

Weitere Bücher von Eva Marbach

Eva Marbach hat weitere Bücher zum Abnehmen und über die Wechseljahre geschrieben.

Hier eine kleine Auswahl:

Erfolgreich abnehmen beginnt im Kopf

Abnehm-Irrtümer aufklären und mit neuer Motivation durchstarten.

In diesem Buch werden verbreitete Abnehmirrtümer aufgeklärt und Abnehmhindernisse erklärt. Sie erfahren, wie Sie sich mit Ihrem Unterbewusstsein und Ihrem inneren Schweinehund verbünden können, um voller Motivation erfolgreich abzunehmen.

ISBN-13: 978-3-938764-10-7 - 144 Seiten - 14,80 Euro

Erfolgreich abnehmen mit Schüssler-Salzen

Stoffwechsel aktivieren und Abnehmhindernisse auflösen.

Oft verhindern Stoffwechselblockaden das erfolgreiche Abnehmen trotz Bewegung und Ernährungsumstellung. Schüssler-Salze können helfen, diese Abnehmhindernisse beiseite zu räumen und den Stoffwechsel zu beleben.

ISBN-13: 978-3-938764-05-3 - 144 Seiten - 14,80 Euro

Östrogen-Dominanz

Die wahre Ursache für PMS und Wechseljahrsbeschwerden.

In diesem Buch wird die Wirkungsweise der Hormone genau und leicht verständlich erklärt. Zur Behandlung der Östrogendominanz werden Methoden aus der Naturheilkunde und der Schulmedizin vorgestellt.

ISBN-13: 978-3-938764-09-1 - 152 Seiten - 14,80 Euro

Außerdem geplante Abnehmbücher:

- Erfolgreich abnehmen durch Hintergrundwissen
- Erfolgreich abnehmen bei Hormon-Problemen
- Der dicke Bauch

Erfolgreich abnehmen im Internet

Im Internet finden Sie auf zahlreichen Webseiten Informationen über das Abnehmen.

Speziell zu dem vorliegenden Buch gibt es eine extra Webseite, auf der Sie alle Seiten lesen und durchsuchen können:

Webseite zum Buch:

www.erfolgreich-abnehmen-in-den-wechseljahren.de

Webseiten über das Abnehmen

Hier finden Sie die Internetadressen zu unseren Abnehm-Projekten:

www.erfolgreich-abnehmen-beginnt-im-kopf.de
Abnehm-Irrtümer aufklären und mit neuer Motivation durchstarten. Mit Buch.

www.erfolgreich-abnehmen-mit-schuessler-salzen.de
Stoffwechsel aktivieren und Abnehmhindernisse auflösen. Mit Buch.

www.schlank.net
Seiten zum Schlankwerden mit Schlanktipps, Ernährungsinfos, ...

Webseiten über die Wechseljahre

www.gesundheitsratgeber-wechseljahre.de
Wechseljahrsbeschwerden mit Naturheilkunde und Schulmedizin erfolgreich behandeln. Mit Buch

Webseiten über andere Gesundheitsthemen

www.heilkraeuter.de
Heilkräuter-Lexikon, Kräuterwanderungen und vieles mehr.

www.schuessler-salze-liste.de
Heilen durch Mineralsalze, ohne Nebenwirkung, Antlitzanalyse,...

www.homoeopathie-liste.de
Über 250 Arzneimittelbilder, Konstitutionstherapie, Potenzen.

www.heilen-mit-wasser.de
Wasser als Heilmittel gegen zahlreiche Beschwerden.

www.euvival.de
Webseiten-Verzeichnis der Autorin Eva Marbach.

Stichwortverzeichnis